Wolfgang Harms

Innere Medizin
Examensvorbereitung

Pflaum Physiotherapie
Herausgeberin: Ingeborg Liebenstund

Wolfgang Harms

Innere Medizin
Examensvorbereitung

Eine Lernhilfe

Pflaum

Anschrift des Autors:

Dr. med. Wolfgang Harms

Friedrichstr. 36b

54516 Wittlich

Impressum

CAVE / Warnhinweis:
Bitte beachten Sie: Die medizinische Entwicklung schreitet permanent fort. Neue Erkenntnisse, was Medikation und Behandlung angeht, sind die Folge. Autoren und Verlag haben größte Mühe walten lassen, um alle Angaben dem Wissensstand zum Zeitpunkt der Veröffentlichung anzupassen. Dennoch ist der Leser aufgefordert, Dosierungen und Kontraindikationen aller verwendeten Präparate und medizinischen Behandlungsverfahren anhand etwaiger Beipackzettel und Bedienungsanleitungen eigenverantwortlich zu prüfen, um eventuelle Abweichungen festzustellen.

Bibliografische Information Der Deutschen Bibliothek
Die Deutsche Bibliothek verzeichnet diese Publikation in der Deutschen Nationalbibliografie; detaillierte bibliografische Daten sind im Internet über http://dnb.ddb.de abrufbar.

ISBN 3-7905-0925-6

© Copyright 2005 by Richard Pflaum Verlag GmbH & Co. KG
München • Bad Kissingen • Berlin • Düsseldorf • Heidelberg

Satz: Elisabeth Schimmer, Ergoldsbach
Druck und Bindung: LegoPrint, Trento

Informationen über unser aktuelles Buchprogramm finden Sie im Internet unter: http://www.pflaum.de

Inhalt

Vorwort

In der Ausbildungs- und Prüfungsordnung zum Physiotherapeuten sind im Rahmen der speziellen Krankheitslehre der Unterricht mit ca. 50 Unterrichtsstunden und die Prüfung in dem klinischen Fach „Innere Medizin" vorgeschrieben.

Dieses Kompendium ist zum Einstieg in das Fach konzipiert, mit dem vorrangigen Ziel, fundamentale Kenntnisse, besonders im Hinblick auf das spätere Examen, zu konzentrieren.

Die Innere Medizin ist ein sehr umfangreiches Fach und erfordert von dem Lernenden ein überdurchschnittliches Lernpensum. Dieses Kompendium kann daher ein ausführliches Lehrbuch der Inneren Medizin nicht ersetzen. Es will vielmehr das Basiswissen umreißen, an dem sich der Lernende messen und orientieren kann. Er kann so bei der Examensvorbereitung sein Wissen überprüfen und es an der einen oder anderen Stelle durch weiterführende Literatur ergänzen.

Dieses Buch erhebt keinen Anspruch auf Vollständigkeit im wissenschaftlichen Sinne, sondern ist gedacht als ein Baustein für ein erfolgreiches Examen und als kompaktes Nachschlagewerk in der Praxis.

Im Medizinischen Ausbildungszentrum Moseltal, Bernkastel-Kues, wird das Manuskript dieses Kompendiums im Unterricht seit längerer Zeit eingesetzt und erfreut sich bei den Schülern großer Beliebtheit, besonders bei den Examenskursen. Die erfolgreiche Examensvorbereitung war deutlich erkennbar.

Mit dem Buch wird dem Examenskandidaten ein von der Schulleiterkonferenz Rheinland-Pfalz vorgeschlagener Wissenskatalog (Curriculum) in übersichtlicher Gliederung an die Hand gegeben, der das Lernziel definiert. Der Wissenskatalog stimmt mit den Curricula anderer Bundesländer und denen der deutschsprachigen Nachbarländer weitgehend überein. Somit wird der Lernprozess klar umrissen und führt bei der Fülle des internistischen Inhaltes nicht ins Grenzenlose, in das sich der Lernende im Examensstress leicht verliert.

1 Untersuchungs- methoden

Einige internistische Untersuchungsmethoden sind in diesem Kapitel aufgegliedert in:

1.1 Konservative klassische Untersuchungsmethoden
1.2 Nicht invasive Untersuchungsmethoden
1.3 Invasive Untersuchungsmethoden

☞

Darüber hinaus gibt es eine Vielzahl laborchemischer, bakteriologischer, röntgenologischer und radiologischer Untersuchungsmethoden, auf die im Rahmen dieses Kompendiums nicht eingegangen werden kann.

1.1 Konservative klassische Untersuchungs- methoden

Obwohl der internistisch tätige Arzt über eine Vielzahl von hochtechnisierten Untersuchungsgeräten verfügt, kann er dennoch auf Methoden, die auf seiner Wahrnehmung beruhen, nicht verzichten. Durch sie wird er zu einer Verdachtsdiagnose gelangen, die dann durch den Einsatz technischer Geräte oder Laboruntersuchungen bestätigt bzw. widerlegt werden muss.

Diese klassischen Untersuchungsmethoden, derer sich schon Generationen von Ärzten bedienten, beruhen auf physikalischen Phänomenen und setzen beim Untersucher eine hohe sensitive Wahrnehmungsfähigkeit voraus. Diese Fähigkeit war bei den Ärzten früherer Zeiten sehr ausgeprägt, geht heute durch den Einsatz der Gerätemedizin mehr und mehr verloren. Sie sollte jedoch zum handwerklichen Rüstzeug eines guten Arztes gehören.

Grundsätzlich gehört auch die Feststellung des Körpergewichts, der Körpergröße sowie die Messung des Blutdruckes zu einer Basisuntersuchung.

Von welchen Methoden ist die Rede?

1.1.1 Anamnese

Zu Beginn einer jeden Behandlung steht an erster Stelle das Gespräch mit dem Patienten. Es dient dazu, die Vorgeschichte des Leidens aufzudecken und gleichzeitig ein Vertrauensverhältnis zu dem Kranken herzustellen. Hierbei findet der erste Kontakt statt, der für alle weiteren Maßnahmen Vertrauen schafft oder auch nicht. Der Patient gewinnt bei diesem ersten Gespräch einen guten oder weniger guten Eindruck von „seinem Arzt".

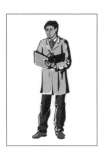

Familienanamnese

Hierbei ist es von Bedeutung, Hinweise auf eventuell vorhandene familiäre Prädispositionen einer Erkrankung zu bekommen, wie z.B. Erbleiden.
Da viele Krankheiten tiefe Wurzeln haben, ist es wichtig, auch das soziale und familiäre Umfeld im Gespräch zu erfragen.

Eigenanamnese

Dadurch werden die Erkrankungen erfasst, die der Patient bisher im Laufe seines Lebens durchgemacht hat, wie z.B. Operationen, schwere Unfälle, Infektionserkrankungen und vieles mehr.

Aktuelle Anamnese

In der jetzigen Anamnese schildert der Patient den Beginn und bisherigen Verlauf der Beschwerden, die ihn aktuell zum Arztbesuch veranlasst haben.

Meistens entsteht basierend auf einer gründlichen Anamnese schon ein Krankheitsverdacht, den es nun durch weitere Maßnahmen zu bestätigen gilt.

Fremdanamnese

Darunter versteht man die Befragung Außenstehender (Familienangehöriger).

1.1.2 Inspektion

Sie dient dazu, durch gründliche Betrachtung der Körperoberfläche des Patienten äußerliche Auffälligkeiten zu registrieren. Dabei wird auf Körperbau, Beweglichkeit der Gelenke, Veränderungen an der Haut und den Schleimhäuten und auf das Hautkolorit geachtet. Bei der Erstinspektion kann es angezeigt sein, den gesamten Körper zu betrachten und nicht nur eine Region.

1.1.3 Palpation

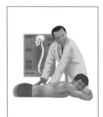

Mit der Palpation beginnt der erste Teil der eigentlichen Untersuchung. Mit ihr können Organveränderungen aufgedeckt werden, die sich durch Abtasten des Abdomens, des Halses, der Lymphabflussgebiete und anderer Körperregionen erkennen lassen.

Hierbei wird z.B. beurteilt: Sind Leber oder Milz vergrößert? Wie ist die Konsistenz der Leber? Ist das Abdomen auf Grund von Flüssigkeitsansammlung (Aszites) oder durch Tumorwachstum verändert? Sind gewisse Körperregionen schmerzempfindlich (Nervendruckpunkte)?

1.1.4 Auskultation

Nach der Palpation erfolgt die Auskultation. Hierzu bedient man sich in der Regel eines Stethoskops zur besseren Schallleitung. Es werden Geräusche wahrgenommen, die durch Flächenverschiebung oder durch Aktionen innerer Organe physikalisch entstehen. Besondere Bedeutung kommt hier in erster Linie der Auskultation der Lunge (Pleura, Bronchien) und des Herzens (Herztöne) zu. Aber auch Darmgeräusche können abgehört werden.

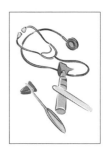

1.1.5 Perkussion

Die Perkussion nutzt das physikalische Phänomen der unterschiedlichen Schallausbreitung in verschiedenen Geweben. Die Schallqualität ändert sich je nach Konsistenz oder Luftgehalt des perkutierten Organs. Es lassen sich somit Größe, Beschaffenheit und Grenzen der Verschieblichkeit eines Organs durch Perkussion ermitteln.

Die durch Anamnese, Inspektion, Palpation, Auskultation und Perkussion initial erhobenen Befunde werden gründlich dokumentiert und erst in einem zweiten Schritt durch entsprechende gerätemedizinische Zusatzuntersuchungen weiter vervollständigt und untermauert. Hierzu bedient sich der Arzt der nun folgenden nicht-invasiven und invasiven Untersuchungsmethoden.

1.2 Nicht-invasive Untersuchungsmethoden

1.2.1 Elektrokardiografie (EKG)

Die Elektrokardiografie ist ein nicht-invasives Verfahren, welches die Aktionspotentiale des Herzens mittels Elektroden von der Körperoberfläche ableitet und sichtbar aufzeichnet.
Das EKG dient insbesondere der Erkennung von Störungen im Erregungsleitungssystem des Herzens und lässt somit indirekt Rückschlüsse auf morphologische Veränderungen des Herzens zu. Die Aufzeichnung verdeutlicht durch ihren charakteristischen Verlauf (P-Wellen, Q-Zacken, QRS-Komplexe, ST-Strecken und T-Wellen) die Erregungsabläufe und Erregungsrückbildungen in den Vorhöfen und Kammern.

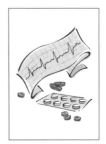

Je nach Anlegen der Ableitungselektroden gibt es unterschiedliche Ableitungs-möglichkeiten (Einthoven, Goldberger, Wilson). In besonderen Fällen von Herz-erkrankungen sind auch Belastungs- und Langzeit-EKGs durchführbar (z.B. bei Arrhythmien).

1.2.2 Echokardiografie

Ultraschallkardiografie oder auch Herzsonografie ist eine Ultraschallmethode mit der durch das sog. farbcodierte Dopplerverfahren Bewegungsabläufe des Herzens und der Herzklappen beurteilt werden können. Auch sind Ausmessungen der Dicke des Myokards sowie der Größe der Herzkammern möglich.

Diese Methode kann auch transösophageal durchgeführt werden, wäre dann aller-dings eine invasive Methode. Dabei erhält man durch die räumliche Nähe der Ultraschallsonde zum Herzen bessere Untersuchungsbedingungen.

1.2.3 Sonografie

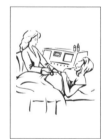

Bei diesem Untersuchungsverfahren wird die Tatsache genutzt, dass hochfrequente Schallwellen (ca. 20 kHz) beim Auftreffen auf Grenz-flächen reflektiert werden. Diese Eigenschaft befähigt das Verfahren, Ausmessungen von Organen und Bewegungsabläufen in Organen auf dem Monitor sichtbar zu machen (siehe Echokardiografie).

Häufige Anwendung findet die Sonografie auch in der Geburtshilfe zur Abmessung der fetalen Parameter und der Lage des Kindes in utero.

A-Bild- und B-Bildmethoden sowie Schnittbildmethoden und Time-Motion-Verfahren sind verschiedene physikalische Anwendungsmöglichkeiten dieser sonografischen Methodik.

1.2.4 Spirometrie (Lungenfunktionsprüfung)

Die Spirometrie wird hauptsächlich in der Pulmologie angewendet, um die Ein- und Ausatmungsfunktion und Kapazitäten der Lunge zu überprüfen. Der Patient wird aufgefordert, maximal zu inspirieren und zu exspirieren, wobei die Luftvolu-mina über ein Gerät (Spirometer) gemessen werden können.

1.3 Invasive Untersuchungsmethoden

In fast allen Disziplinen der Medizin gibt es eine Vielzahl von invasiven Untersuchungsmethoden. Diese Verfahren sind dank moderner technischer Geräte möglich geworden.

In der Inneren Medizin sind wohl, neben dem Herzkatheter, die endoskopischen Verfahren die wichtigsten und am häufigsten genutzten invasiven Methoden.

1.3.1 Endoskopische Verfahren

Alle endoskopischen Verfahren gleichen sich in ihrer technischen Anwendung. Ein zu untersuchender Körperraum wird mittels einer Kaltlichtquelle (Glasfiberkabel) beleuchtet und mit dem Endoskop ausgespiegelt. Hierdurch lässt sich ein definitives Bild von der Beschaffenheit der betrachteten Region gewinnen. Der technisch-apparative Aufwand ist dabei erheblich und kostenintensiv, der Nutzen dieser Methode überwiegt jedoch die Nachteile (Belastung für den Patienten).

Da viele Körperregionen für diese Methode zugänglich sind, hat sie in fast alle medizinischen Fachrichtungen Eingang gefunden.

Hier einige Beispiele:
Gastroskopie, Koloskopie, Laparoskopie des Abdomens, Rektoskopie, Zystoskopie, Bronchoskopie, Mediastinoskopie, Arthroskopie.

Bleibt noch zu erwähnen, dass durch weiteren Ausbau der Technik auch viele endoskopische Eingriffe durchgeführt werden können, z.B. Cholezystektomie und auch Appendektomie. Diese Eingriffe werden minimal-invasive Eingriffe genannt.

1.3.2 Herzkatheterisierung

Die Herzkatheterisierung ist eine sehr spezielle invasive Untersuchungsmethode in der Kardiologie. Nach Einführen eines röntgenkontrastgebenden Katheters bis in die Herzkammern kann man Aufschluss gewinnen über die Druckverhältnisse in den Herzkammern und über deren Beschaffenheit (nach Einspritzung eines Kontrastmittels). Eingeführt wird der Katheter über die Leistenarterie (Linksherzkatheter) oder über die Kubitalvene (Rechtsherzkatheter). Im Falle eines Herzinfarktes kann der Katheter bis in die Koronararterien appliziert werden, um entweder eine Medikamententhrombolyse des verschließenden Thrombus oder eine Ballondilatation der Koronararterie durchzuführen.

2 Erkrankungen des Herzens

☞

Erkrankungen des Herzens nehmen in dem Fach Innere Medizin einen breiten Raum ein.
Sie werden als kardiologische Erkrankungen zusammengefasst. Die Kardiologie ist also ein Teilgebiet der Inneren Medizin, das sich mit den Erkrankungen und Behandlungsmaßnahmen des Herzens befasst. Ärzte, die sich auf diesem Gebiet spezialisiert haben, tragen die Zusatzbezeichnung Kardiologe.

2.1 Angina pectoris

Definition

Angina pectoris (Herzenge) ist das Hauptsymptom der koronaren Herz-
erkrankung, die einhergeht mit einer Minderversorgung des Herzmuskels mit Sauerstoff (O_2).

Ursache

Einengung der Herzkranzgefäße auf Grund einer Arteriosklerose.
Bei Einengung von mehr als 75% wird der Herzmuskel nicht mehr ausreichend durchblutet. Dies macht sich besonders bemerkbar bei erhöhtem O_2-Be-
darf des Körpers.

Als Risikofaktoren für die Entstehung gelten:
▷ erhöhter Cholesterinspiegel
▷ erhöhter Blutdruck
▷ Übergewicht und Bewegungsmangel
▷ Fehlernährung
▷ erbliche Veranlagung zur Arteriosklerose
▷ Nikotin.

Symptome

Druckschmerz hinter dem Brustbein, besonders bei körperlicher und psychischer
Belastung. Die Schmerzen können in den linken Arm bis in die Hand, in den
Hals, in den Unterkiefer und sogar bis in die Zähne ausstrahlen.
Beklemmendes, würgendes Gefühl im Hals und Atemnot.

Diagnose

▷ EKG, auch Belastungs-EKG
▷ Echokardiografie
▷ Myokardszintigrafie
▷ Koronarangiografie
▷ Blutuntersuchung auf Anämie.

Wichtig ist es, einen akuten Herzinfarkt auszuschließen, da dieser die gleichen
Symptome aufweist.

Therapie

▷ In erster Linie Ausschalten der Risikofaktoren, die zu einem Fortschreiten der Koronarsklerose führen würden.

▷ Medikamente beim Anfall: Nitroglycerinpräparate in Tabletten- oder Sprayform, Sublingualkapseln. Nitroglycerine wirken gefäßerweiternd und sehr schnell.

▷ Cholesterinsenkende Medikamente.

▷ Blutgerinnungshemmende Medikamente verbessern die Fließfähigkeit des Blutes und beugen Gerinnselbildung vor.

▷ Betablocker senken den Blutdruck und die Pulsfrequenz und entlasten das Herz.

▷ Bei gehäuft auftretenden Beschwerden mit einem erhöhten Infarktrisiko wird eine Bypass-Operation in Erwägung gezogen.

Prognose

Angina pectoris ist ein Warnsignal für einen drohenden Herzinfarkt. Nur bei konsequenter Umstellung der Lebensweise mit Ausschaltung der Risikofaktoren kann der Infarkt eventuell verhindert werden.

2.2 Herzrhythmusstörungen

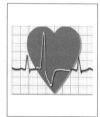

Definition

Herzrhythmusstörungen sind durch zu langsame, zu schnelle oder unregelmäßige Rhythmen definiert.

In dem System der Reizbildung (Sinusknoten) und Erregungsleitung (AV-Knoten, His- Bündel, Tawara-Schenkel, Purkinje-Fasern) kann die Reizübertragung an jeder Stelle verändert oder unterbrochen sein. Die Regelmäßigkeit des Herzschlags wird damit gestört.

Bei den Rhythmusstörungen unterscheidet man:

▷ Tachykardie: Pulsfrequenz über 100 pro Minute

▷ Bradykardie: Pulsfrequenz unter 50 pro Minute

▷ Arrhythmie: Unregelmäßigkeit des Herzschlags

▷ Extrasystolie: intermittierende Herzschläge, die außerhalb des Grundrhythmus liegen

▷ Asystolie: fehlende Kontraktion des Herzens (Herzstillstand)

▷ Kammerflimmern: arrhythmische Flimmerwellen ohne Kammerkontraktionen (Herz-Kreislaufstillstand)
▷ Vorhofflimmern: hochfrequente Vorhofaktionen ohne hämodynamisch wirksame Kontraktion.

Ursachen

Eine Unterbrechung oder Blockierung der Erregungsleitung führt zu Rhythmusstörungen. Ursachen hierfür können sein:
▷ Koronarsklerose
▷ Herzinfarkt
▷ Myokarditis
▷ Herzklappenfehler
▷ Nikotin- und Alkoholabusus.

Auch Stoffwechselerkrankungen wie Schilddrüsenüberfunktion, bestimmte Medikamente, Störungen des Mineralhaushaltes (Elektrolyte), angeborene Veränderungen am Herzen oder Drogenkonsum verursachen Rhythmusstörungen.

Symptome

Folgende Beschwerden können auftreten:
▷ spürbar zu schneller, zu langsamer oder unregelmäßiger Herzschlag
▷ Schwindel, Angst und innere Unruhe
▷ allgemeine Leistungsschwäche
▷ Schmerzen hinter dem Brustbein
▷ Luftnot mit Bewusstlosigkeit
▷ Herzstillstand.

Diagnose

Tastbare Veränderungen in der Pulsbeschaffenheit. Am besten erkennbar im Ruhe-EKG, im Belastungs- und Langzeit-EKG.

Therapie

Hängt von der Ursache ab. Bei einer bestehenden Grundkrankheit (z.B. Hyperthyreose) wird diese entsprechend behandelt.
Wenn keine weiteren Insuffizienzerscheinungen von Seiten des Herzens bei dem Patienten vorliegen, ist eine Therapie der Rhythmusstörungen nicht unbedingt erforderlich. Ist jedoch die Herzfunktion durch weitere kardiale Störungen stark eingeschränkt, ist neben der Behandlung dieser Störungen auch die Behandlung der Rhythmusstörung angebracht.

Bei Herzstillstand sind sofortige Reanimationsmaßnahmen dringlich einzuleiten, bei Vorhof- und Kammerflimmern auch mit Elektrokardioversion.

Prognose

Häufig sind Herzrhythmusstörungen harmlos, auch wenn sie von den Betroffenen als sehr bedrohlich empfunden werden. Treten Rhythmusstörungen allerdings im Zusammenhang mit anderen Herzerkrankungen auf, kann es zu einem plötzlichen Herztod kommen.

Bei einigen Herzrhythmusstörungen (Vorhofflimmern) kann es durch die veränderten Strömungsverhältnisse zur Bildung von Gerinnseln im linken Vorhof kommen, die im Falle der Ablösung zu einem Gefäßverschluss im Gehirn führen können (Apoplexie) oder zu einer arteriellen Embolie im großen Kreislauf (Arterien der unteren Extremität).

Bei therapieresistenten Rhythmusstörungen muss der Einsatz eines Schrittmachers in Erwägung gezogen werden.

2.3 Herzinsuffizienz

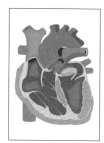

Definition

Um das Gewebe ausreichend mit Sauerstoff versorgen zu können, muss das Herz in der Lage sein, eine ausreichende Förderleistung zu erbringen. Dies gilt insbesondere im Zustand der körperlichen Belastung. Ist das Herz nicht mehr in der Lage, diese Funktion zu erfüllen, spricht man von einer Herzinsuffizienz, deren Ursache meistens in einer Myokardinsuffizienz (Herzmuskelschwäche) zu finden ist. Aber auch Herzklappenfehler können das Herz in seiner Arbeitsleistung schwächen.

Gemäß der Unterscheidung zwischen einem großen und einem kleinen Kreislauf spricht man in funktioneller Hinsicht auch von einem „linken" und einem „rechten" Herzen.

Arbeitet die linke Herzseite unzureichend, kommt es zu einer *Linksherzinsuffizienz*. Die Folge ist eine Blutstauung in den zum Herzen hinführenden Gefäßen (Vv. pulmonales), weil der linke Vorhof und die linke Kammer auf Grund der Insuffizienz das Blut nicht entsprechend in den großen Kreislauf weiterbefördern können. Es kommt zu einem Stau mit Stauungslunge und Lungenödem.

Arbeitet die rechte Herzseite unzureichend, kommt es zu einer *Rechtsherzinsuffizienz*.

Hierbei staut sich das Blut wegen mangelhafter Weiterbeförderung vor dem rechten Herz, was zu einer Ödembildung in den Geweben des Körpers führt einschließlich Leberschwellung und Aszitesbildung.

Ursachen

Ursachen für die Herzinsuffizienz (links und rechts) können sein:

▷ Als Hauptursache gilt die Koronarsklerose.
▷ Herzmuskelentzündung (Myokarditis)
▷ Herzklappenfehler
▷ Herzrhythmusstörungen
▷ Herzbeutelerguss und Einengungen des Perikards
▷ Hyperthyreose
▷ Schwere Anämie.

Symptome

Je nach Links- oder Rechtsherzinsuffizienz:

▷ *Linksherz:* Zunächst Dyspnoe nur bei Belastung, bei zunehmender Insuffizienz auch als Dauerzustand sogar in Ruhe. Bei akuter Herzmuskelschwäche kann es zu sehr starker Atemnot kommen mit schaumig-blasigem Sekretabgang aus den Atemwegen wegen des Lungenödems.
▷ *Rechtsherz:* Ödeme zunächst in den Beinen, die nach Hochlagerung wieder verschwinden. Bei permanenten Ödemen kann es wegen der Hautspannung zu Juckreiz und aufbrechenden Geschwüren kommen. Die Ulzerationen zeigen schlechte Heilungstendenz. Wasseransammlung auch in den inneren Organen. Auffällige Zunahme des Leibesumfanges.

Diagnose

Herzkatheteruntersuchungen geben Aufschluss über die Druckverhältnisse in den Herzkammern und über die O_2-Sättigung im großen und kleinen Kreislauf.

▷ Erfragung der körperlichen Belastbarkeit
▷ Rö-Thorax zur Erkennung von Stauungszeichen und Ergüssen
▷ Labor: Blutgasanalyse, Blutbild, Elektrolyte, Kreatinin, Leberwerte
▷ Sonografie des Abdomens zur Erkennung von Aszites und Lebervergrößerung
▷ EKG
▷ Prätibiale und Knöchelödeme beachten.

Therapie

Die wichtigste Aufgabe besteht darin, die Ursache für die Herzinsuffizienz zu erkennen. Die Behandlung der Grundkrankheit – soweit vorhanden und soweit beeinflussbar – steht dann im Vordergrund.

Körperliche Spitzenbelastungen sollten vermieden werden, obwohl bei der chronischen Herzinsuffizienz ein angemessenes Trainingsprogramm zulässig ist. Unbedingt anzuraten ist eine Thromboseprophylaxe.

Für weitere Behandlungsmöglichkeiten stehen folgende Medikamente zur Verfügung:

▷ Digitalispräparate
▷ Diuretika
▷ ACE-Hemmer bei Hypertonus (Angiotensin-Conversions-Enzym, wirkt blutdrucksenkend)
  ACE-Hemmer wirken dem Aldosteron entgegen und führen so zu einer Gefäßerweiterung und Blutdrucksenkung.
▷ Betarezeptorenblocker, blockieren Stresshormone (Katecholamine). Stresshormone werden bei der Herzinsuffizienz vermehrt gebildet.

Prognose

Die Therapie einer Herzinsuffizienz kann nur erfolgreich sein, wenn es gelingt, die auslösende Ursache zu beheben, ansonsten bleibt es eine fortschreitende Krankheit, die zu massiven Herzrhythmusstörungen mit einem plötzlichen Herztod führen kann.

2.4 Myokarditis

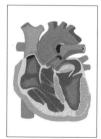

Definition

Entzündung des Herzmuskels. Entweder nur des Herzmuskels → Myokarditis, oder auch des Herzbeutels → Perimyokarditis.

Ursache

Infektion durch Viren oder Bakterien. In 80% aller Fälle durch Viren, häufig im Zuge eines grippalen Infektes oder einer viral bedingten Durchfallerkrankung.

Durch Bakterien infolge einer Diphtherie, eines Scharlach oder einer Borreliose (durch Zeckenbiss).

Symptome

Zu Beginn allgemeine Schwäche mit rascher Ermüdbarkeit, Gewichtsverlust und Gliederschmerzen. Gelegentlich Herzstolpern, Herzrasen oder Stechen im Brustkorb. Kurzatmigkeit und Schwellung der Beine im weiteren Verlauf. Je nach Schweregrad schon bei geringster Belastung erhebliche Atemnot.

Diagnose

Ein Virusnachweis im Blut gelingt im Vergleich zum Bakteriennachweis meist nicht. Das Herz ist im Röntgenbild häufig vergrößert. Im Ultraschall Vergrößerung der Herzkammern erkennbar. Flüssigkeitsansammlung zwischen Herzmuskel und Herzbeutel → Perikarderguss. Besondere Hinweise auch im EKG.

Therapie

Keine Therapieform erzielt bessere Ergebnisse als die längerfristige körperliche Schonung. Bei Nichtbeachtung dieser Maßnahme drohen nach einer vermeintlichen Genesung schwere Rückfälle. Die Herzschwäche wird mit einer Kombination aus harntreibenden Medikamenten, ACE-Hemmern und Betarezeptorenblockern behandelt.
Während eine Virusmyokarditis nicht ursächlich behandelt werden kann, werden bei der bakteriellen Form Antibiotika eingesetzt.

Weitere Maßnahmen

▷ Gabe von Schmerzmitteln (wenn erforderlich)
▷ medikamentöse Behandlung von Rhythmusstörungen (falls vorhanden)
▷ bei größerem Perikarderguss → Punktion.

Prognose

Die Myokarditis heilt in den meisten Fällen folgenlos aus. Bei Nichtbeachtung der notwendigen Schonung kann sie chronisch werden. Eine chronische Myokarditis kann zu einer dilatativen Kardiomyopathie führen (Herzvergrößerung mit Herzschwäche). Eine Gewebsentnahme aus dem Herzmuskel bei einer Herzkatheteruntersuchung kann die Diagnose bestätigen. In manchen Fällen wird dann eine immunsupressive Therapie durchgeführt. Treten schwere Herzrhythmusstörungen auf, kann auch schon bei jüngeren Patienten das Einsetzen eines Herzschrittmachers oder eines Defibrillators notwendig werden.
Die Transplantation stellt die letzte Therapieoption dar.

2.5 Endokarditis

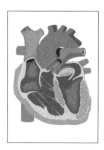

Definition

Eine Endokarditis ist eine Entzündung des Endokards (Herzinnenhaut) mit oder ohne Beteiligung des Klappenendothels.

Ursache

Es gibt eine nicht infektiöse Endokarditis, die auch als rheumatische Endokarditis bezeichnet wird. Sie ist zu verstehen als eine allergische Mitbeteiligung des Endokards durch Infektion mit β-hämolysierenden Streptokokken wie z.B. bei einer Tonsillitis.

Die infektiöse (septische) Endokarditis entsteht durch hämatogene Keimbesiedelung des oft schon vorgeschädigten Endothels der Klappen und des Endokards. Dies ist häufig der Fall nach schweren septischen Operationen, bei abwehrgeschwächten Patienten, nach Zahnextraktionen oder Drogenmissbrauch. Keime sind meistens Staphylokokken, Streptokokken der Gruppe D sowie Enterokokken, aber auch Pilze der Candida-Gruppe.

Symptome

Es gibt ein subakute Verlaufsform (Endocarditis lenta) und eine akute. Die subakute Endokarditis verläuft eher schleichend mit subfebrilen Temperaturen, während die akute Endokarditis (bes. Staphylokokkus aureus) mit kurzer ausgeprägter Symptomatik auftritt und eine ernste Prognose darstellt.

▷ Fieber, eventuell mit Schüttelfrost
▷ Zeichen der Herzinsuffizienz durch begleitende Myokarditis
▷ Nierenbeteiligung durch Glomerulonephritis (Hämaturie, Proteinurie)
▷ neurologische Symptome durch septische Embolien oder septische Meningitis.

Diagnose

▷ gründliche Anamnese bezüglich durchgemachter Streptokokkeninfektionen, operativer Eingriffe oder angeborener Herzfehler; nach Zahnextraktionen fragen
▷ Erregernachweis durch Blutkulturen
▷ Entzündungsparameter im Blut. Die Blutsenkungsgeschwindigkeit (BSG) ist bei der Endokarditis meistens stark erhöht.

Therapie

▷ Bettruhe
▷ Fiebersenkung durch Antipyretika
▷ Therapie der meistens begleitenden Herzinsuffizienz
▷ antibiotische Behandlung über längere Zeit.

Prognose

Unbehandelt sehr schlecht durch Auftreten von möglichen kardialen Komplikationen.

2.6 Perikarditis, Perikarderguss

Definition

Entzündung des Perikards (Herzbeutel) mit begleitender Ergussbildung (Perikarderguss) und späterer bindegewebiger Induration (Fibrosierung), teilweise sogar Verkalkung (Pericarditis calcarea → Panzerherz).
Eine massive Fibrosierung und erst recht die Kalzifikation führt zu einer erheblichen diastolischen Einflussbehinderung. In der Regel kommt es zu einer Mitbeteiligung des subepikardialen Myokards.
Es werden zwei Formen der Perikarditis unterschieden:
Die Pericarditis sicca und die häufigere Pericarditis exsudativa.

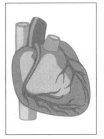

Ursache

▷ durch Infektion: bakteriell, viral oder mykotisch
   Die Ausbreitung erfolgt hämatogen, lymphogen oder durch direkten Kontakt mit der Pleura viszeralis, z.B. bei Pleuritis tuberkulosa.
▷ durch Herzinfarkt oder Myokarditis
▷ durch Pneumonie, Tuberkulose, Pleuritis, Abszess und Empyem
▷ durch Thoraxtraumen oder Bestrahlung
▷ bei Neoplasmen im Sinne einer Metastasierung
▷ toxisch zum Beispiel bei Urämie.

Symptome

Im akuten Zustand:
▷ retrosternale Schmerzen
▷ Fieber

▷ Tachypnoe
▷ auskultatorisch perikardiales Reibegeräusch (Lokomotivgeräusch)
▷ bei schneller Ausbildung eines Perikardergusses besteht die Gefahr der Herz-
tamponade.

Im chronischen Zustand:

▷ Dyspnoe
▷ Rechtsherzinsuffizienz mit Stauungszeichen
▷ Lebervergrößerung
▷ Aszites.

Diagnose

▷ Auskultation
▷ Echokardiografie zum Nachweis eines Perikardergusses
▷ EKG: Tachykardie, Vorhofflimmern
▷ Rö-Thorax zum Nachweis einer evtl. Verkalkung.

Therapie

▷ in erster Linie Behandlung der Grundkrankheit
▷ Schmerzstillung
▷ evtl. Punktion eines Perikardergusses
▷ bei Panzerherz mit Einflussstauung → chirurgische Perikardektomie.

2.7 Herzinfarkt

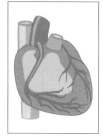

Definition

Verschluss eines Koronargefäßes durch einen Thrombus auf dem Boden einer Koronarsklerose führt zum Absterben (Nekrose) des abhängig durchbluteten Myokardbezirks, wenn es nicht gelingt, innerhalb von wenigen Stunden (bis zu 6 Std., s.a. Schlaganfall) den Thrombus aufzulösen.

Ursache

In erster Linie die Arteriosklerose der Koronargefäße. Die Sklerose steigt mit zunehmendem Alter und je nach Anzahl der Risikofaktoren an. Es kommt erst zu Fett- und dann zu Kalk-Ablagerungen in den Gefäßwänden, an denen sich dann kleine Aufbrüche des Endothels entwickeln können. An diesen Aufbrüchen bilden sich Thromben aus Blutplättchen, die an sich die Aufgabe haben, die Risse zu verschließen. Leider verschließen sie dabei aber auch das Gefäßlumen, was zu dem besagten Infarkt führt.

Risikofaktoren ähnlich wie auch schon bei Angina pectoris:
▷ erhöhter Cholesterinspiegel
▷ erhöhter Blutdruck
▷ Übergewicht und Bewegungsmangel
▷ Herz-Kreislauferkrankungen in der Familie
▷ Diabetes mellitus
▷ Nikotin.

In seltenen Fällen kann auch ein abgelöster Thrombus z.B. aus dem linken Vorhof (Embolie) zu einem Herzinfarkt führen.

Symptome

▷ Plötzlich auftretende starke, brennende Schmerzen im vorderen Thoraxbereich mit Ausstrahlung in den linken Arm. Abhängig von der Lokalisation des Infarkts können Schmerzen aber auch im Oberbauch oder Rücken auftreten.
▷ Beklemmungs-, Enge- oder Angstgefühl
▷ Plötzliche Atemnot, Bewusstlosigkeit oder Schwindelgefühle
Verstopft das Gerinnsel eines der großen Herzkranzgefäße, führt dies unmittelbar zum Tod.

Diagnose

Neben dem klinischen Bild sind folgende Untersuchungen wegweisend
▷ EKG
▷ Erhöhung der Herzenzyme:
  ● Myoglobin → Anstieg nach 1–2 Std. (niedrige Spezifität bei Polytraumen)
  ● CK (Creatin-Kinase) → Anstieg nach 2–6 Std.
  ● Troponin-T (Muskelprotein) → Anstieg nach 2–6 Std. (hohe Spezifität).

Therapie

Behandlung unbedingt auf einer Intensivstation mit folgenden Maßnahmen:
▷ Thrombolyse des Gerinnsels mit Plasminogenaktivator (gelingt nur innerhalb der ersten Stunden)
▷ Ballondilatation mit zusätzlicher Gefäßstütze (Stent), um das Gefäß offen zu halten

▷ Evtl. Bypass-Op
▷ Wichtig ist die Nachbehandlung in einer Rehabilitationsklinik.

Die medikamentöse Nachbehandlung erfolgt mit Betablockern, ACE-Hemmern und blutgerinnungshemmenden Mitteln.

Prognose

Der Herzinfarkt ist eine lebensbedrohliche Erkrankung. In den ersten vier Wochen sterben 40 bis 50% der Patienten. Die häufigste Todesursache sind Herzrhythmusstörungen (Kammerflimmern). Abgestorbenes Herzmuskelgewebe vernarbt und fällt für die Pumpleistung des Herzens aus. Je größer das betroffene Gebiet ist, um so schlechter pumpt das Herz → Herzinsuffizienz.

Das Schicksal des Patienten ist in erster Linie abhängig von der rechtzeitigen Erkennung und der adäquaten Therapie.

2.8 Herzfehler

2.8.1 Erworbene Herzklappenfehler

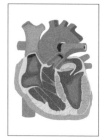

Definition

Erworbene Herzklappenfehler entstehen durch gewebliche Veränderungen an den Klappen selbst oder ihren Befestigungen. Diese Veränderungen führen zu Fehlfunktionen. Betroffen sein können alle vier Klappen, insbesondere aber diejenigen, die einer stärkeren mechanischen Belastung ausgesetzt sind, also die Klappen des linken Herzens. Bei den Klappen des rechten Herzens kommt es eher zu einer Überdehnung des sog. Klappenringes.

Formen der erworbenen Herzklappenfehler:
Aortenklappenstenose (häufigste Form)
▷ Aortenklappeninsuffizienz
▷ Mitralklappenstenose
▷ Mitralklappeninsuffizienz
▷ Mitralklappenprolaps
▷ Trikuspidalklappenfehler.

Ursachen

▷ hauptsächlich rheumatisch-immunologische Erkrankungen (Rheumatisches Fieber, Scharlach, häufige Tonsillitiden)
▷ degenerative Klappenverkalkungen
▷ infektiös durch Endokarditis, Endomyokarditis
▷ traumatisch nach schweren Thoraxtraumen.

Symptome

Klappenveränderungen bedeuten stets eine Änderung der Hämodynamik.

Die akute Form der Klappenveränderung wird meist schlechter toleriert als die sich chronisch entwickelnde, da hierbei eine bessere hämodynamische Anpassungsfähigkeit besteht.

Im Allgemeinen ist die Prognose bei den Stenosen (bedingt durch die höhere Druckbelastung) eher ungünstiger als bei den Insuffizienzen (mit Einschränkungen).

Bei allen Klappenfehlern herrschen meist die folgenden Symptome vor.

Bei Veränderungen der *Aortenklappe* (Stenose oder Insuffizienz):
▷ Leistungsabfall
▷ schnelle Ermüdbarkeit
▷ Angina pectoris
▷ Belastungsdyspnoe
▷ Linksherzinsuffizienz
▷ ventrikuläre Arrhythmie, plötzlicher Herztod (bei der Stenose).

Bei Veränderungen der *Mitralklappe* (Stenose oder Insuffizienz):
▷ periphere Zyanose
▷ Vorhofflimmern mit Arrhythmie
▷ Belastungsdyspnoe
▷ Dekompensation mit Lungenödem
▷ arterielle Embolien durch Thrombenbildung im linken Vorhof
▷ Rechtsherzinsuffizienz
▷ pulmonale Hypertonie.

Bei Veränderungen der *Trikuspidalklappe*:
▷ Zeichen der Rechtsherzinsuffizienz.

Bei Veränderungen der *Pulmonalklappe:*
▷ Belastungsdyspnoe und Zyanose nur bei höherem Schweregrad.

2.8.2 Angeborene Herzfehler

Definition

Strukturelle Anomalien des Herzens, die bereits bei der Geburt bestanden haben.

Formen

▷ offener Ductus arteriosus Botalli
▷ Vorhofseptumdefekt
▷ Ventrikelseptumdefekt
▷ Fallot-Tetralogie (Pulmonalstenose, Ventrikelseptumdefekt, „reitende" Aorta, rechtsventrikuläre Hypertrophie)
▷ Transposition der großen Arterien.

Ursache

▷ genetische Faktoren
▷ Virusinfekte in der Schwangerschaft, z.B. Rötelnembryopathie
▷ teratogene Gifte, z.B. Alkohol, Medikamente
▷ ionisierende Strahlen.

Symptome

Die häufigsten angeborenen Herzdefekte sind dadurch gekennzeichnet, dass es durch einen Links-Rechts-Shunt zur Belastungsdyspnoe mit Zyanose und Zeichen der Linksherzinsuffizienz kommt.

Diagnose

Die meisten Herzfehler zeigen darüber hinaus spezifische Untersuchungsbefunde wie Herzgeräusche, Hinweise im EKG, in der Echokardiografie und im MRT, die letztlich entscheidend für Diagnose, Therapie und Prognose sind.

Therapie

Die Therapie der Herzklappenfehler besteht aus einem großen Spektrum an operativen Maßnahmen, wenn sich die Situation medikamentös nicht bessern lässt.

Diese operativen Maßnahmen reichen von Klappenrekonstruktion über Klappensprengung (Kommissurotomie) bis zum Klappenersatz. Weitere Verfahren werden wegen ihrer zu großen Spezifität hier nicht erwähnt.

Prognose

Im Hinblick auf die bei Zeitverlust möglicherweise eintretenden Folgezustände ist bei vielen angeborenen Herzfehlern eine operative Korrektur rechtzeitig, manchmal schon im Neugeborenenalter, angezeigt.

Bei allen Herzfehlern, ob erworben oder angeboren, ist die Prognose entscheidend abhängig von der Schwere der Erkrankung und den damit überhaupt möglichen Therapiemaßnahmen.

3 Erkrankungen des Kreislauf- und Gefäßsystems

☞

Die Behandlungsmaßnahmen einiger Kreislauferkrankungen gehören zum Fach Kardiologie. Herz und Kreislauf bilden in physiologischer Sicht eine Funktionseinheit.

Es gibt folgende Spezialgebiete:

▷ *Die* Phlebologie *befasst sich mit Venenerkrankungen und deren Therapie.*

▷ *Die* Gefäßchirurgie *behandelt chirurgisch Aneurysmen und Varizen.*

▷ *Apoplexien werden oft in Kooperation zwischen* Internisten *und* Neurologen/Neurochirurgen *behandelt.*

▷ Hämatologen *werden oft zu Rate gezogen bei Thrombosen und anderen Gefäßerkrankungen, bei denen die Blutgerinnung eine Rolle spielt.*

3.1 Hypertonie (Bluthochdruck)

Definition

Unter Bluthochdruck versteht man eine dauernde Erhöhung des arteriellen sowie des diastolischen Blutdrucks, wobei Werte von systolisch 140 mmHg und diastolisch von 90 mmHg als grenzwertig gelten. Darüber liegende Werte gelten als erhöht.

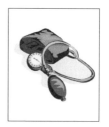

Gemessen wird traditionell unblutig mit dem Gerät nach RR (Riva-Rocci) in Millimeter auf der Quecksilbersäule (mmHg).

Blutdruck ist der in den Arterien und Herzkammern gemessene arterielle Druck, der die Blutzirkulation bewirkt.

Der *systolische* Druck ist der Druck, der bei der Kontraktion des Herzens (Systole) erreicht wird, der *diastolische* Druck ist der niedrige Druck, der in der Füllungsphase oder auch Erschlaffungsphase des Herzens (Diastole) in den Arterien herrscht.

Ursache

▷ Ist die Ursache für einen Bluthochdruck nicht ersichtlich, spricht man von einem *essentiellen oder primären Hypertonus.*

▷ Ist die Ursache bekannt, spricht man von einem *sekundären Hypertonus.*

Ursachen können sein:
▷ chronische Nierenleiden
▷ arteriosklerotische Verengungen der Nierenarterien
▷ hormonelle Störungen der Nebennieren.

Risikofaktoren sind:
▷ familiäre Disposition
▷ Übergewicht
▷ erhöhter Cholesterinwert
▷ Diabetes mellitus
▷ Nikotin, Alkohol, Medikamente und Stress.

Symptome

Zunächst wird ein zu hoher Blutdruck von den Patienten kaum bemerkt. Erst wenn Schwindelgefühl, Nervosität und Kopfschmerzen auftreten wird man aufmerksam.

Bei weiterer Blutdruckerhöhung können folgende Symptome hinzukommen:
▷ starke Kopfschmerzen mit Übelkeit und sogar Erbrechen
▷ Nasenbluten
▷ Aushusten von blutdurchsetztem Schleim
▷ schwere Atemnot
▷ Angina pectoris
▷ Taubheit und Durchblutungsstörungen in den Händen und Füßen.

Akut auftretende Blutdruckkrisen können zu einem hypertensiven Notfall führen.

Diagnose

Die Diagnose ist durch Blutdruckmessung leicht zu stellen. Bei Verdacht auf eine sekundäre Hypertonie müssen Untersuchungen zur Aufdeckung der ursächlichen Begleiterkrankungen folgen wie Urinstatus, Kreatinin-Clearance, Nierenangiografie und Schilddrüsendiagnostik.

Therapie

Zur medikamentösen Therapie stehen folgende Mittel zur Verfügung:
▷ ACE-Hemmer (ACE = Angiotensin-Converting-Enzym). ACE katalysiert die Umwandlung von Angiotensin I zu Angiotensin II, welches eine stark gefäßverengende Substanz ist. Durch ACE-Hemmer wird diese Umwandlung verhindert und somit die Gefäße erweitert, was zu einer Blutdruckabsenkung führt.
▷ Diuretika führen zu einer besseren Flüssigkeitsausschwemmung. Dadurch verringern sich das intravasale Volumen und der Gefäßwiderstand, was zu einem Blutdruckabfall führt. Bei der Behandlung mit Diuretika muss auf den gleichzeitigen Elektrolythverlust geachtet werden.
▷ Betablocker hemmen die Wirkung von Stresshormonen.
▷ Alphablocker hemmen bestimmte Rezeptoren in den Gefäßwänden. Dadurch fällt der Blutdruck.

Prognose

Die Hypertonie ist der bedeutendste Risikofaktor für die Entstehung einer Arteriosklerose mit all ihren Folgeerkrankungen wie: Apoplexie, Herzinfarkt, Herz- und Niereninsuffizienz und Einschränkung der Sehkraft.

3.2 Hypotonie

Definition

Niedriger Blutdruck wirkt sich eher positiv auf die Lebenserwartung aus. Viele Menschen haben einen niedrigen Blutdruck, der jedoch keine Beschwerden verursacht. Der Blutdruck ist dann erniedrigt, wenn er nach mehrfacher Messung unterhalb der Norm liegt.

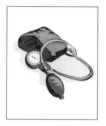

Ursachen

▷ Oft ist die Ursache unbekannt. Häufig sind große, schlanke Menschen betroffen.
▷ innere Erkrankungen, z.B. des Herzens, des Nervensystems oder des Hormonsystems
▷ Infektionskrankheiten
▷ starker Blutverlust
▷ Salzmangel oder Flüssigkeitsverlust, z.B. durch Schwitzen, Erbrechen oder Durchfall
▷ Nebenwirkung bestimmter Medikamente
▷ Schwangerschaft
▷ zuviel Alkohol, starkes Rauchen.

Symptome

▷ Schwindel, Schwarzwerden vor den Augen
▷ Kältegefühl in Händen und Füßen
▷ Müdigkeit und Antriebsschwäche
▷ Wetterfühligkeit
▷ Blässe
▷ Schlaflosigkeit
▷ Herzklopfen, schneller Puls, Ohrensausen.

Therapie

Zunächst allgemeine roborierende Maßnahmen.
Es gibt eine Vielzahl von blutdrucksteigernden Mitteln (z.B. Dopamin, Etilefrin, Dihydroergotamin). Eine Therapie ist jedoch nur dann erforderlich, wenn der Patient über starke Beschwerden klagt, die seine Lebensqualität erheblich einschränken, wie z.B. ständige Müdigkeit und Antriebsschwäche.
Auf jeden Fall sollten aber bekannte Risikofaktoren abgestellt werden.

3.3 Arteriosklerose

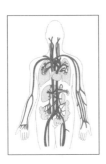

Definition

Arteriosklerose ist die wichtigste und häufigste krankhafte Veränderung der arteriellen Gefäße. Sie geht einher mit Verdickung und Elastizitätsverlust der Gefäßwände. Gleichzeitig kommt es zu einer Einengung des Gefäßlumens. Diese Veränderungen verlaufen zunächst diskret über einen längeren Zeitraum. Erst wenn in Abhängigkeit von den bekannten Risikofaktoren das Gefäßlumen mehr als 50% verengt ist, ist mit Auswirkungen auf das Kreislaufgeschehen zu rechnen.

Ursache

Arteriosklerose ist ein natürlicher, mehr oder weniger schnell ablaufender Alterungsprozess. Die Ursachen sind vielseitig und nur teilweise bekannt. Erbliche Disposition scheint eine große Rolle zu spielen. Personen, die den gleichen Risiken ausgesetzt sind, reagieren deutlich unterschiedlich, was die Heftigkeit der Gefäßveränderung angeht. Zunächst lagern sich Blutfette und weiße Blutkörperchen an den Gefäßwänden an. Diese Ablagerung nennt man *Plaques*. Im weiteren Verlauf verkalken diese Plaques, was zu einem erheblichen Elastizitätsverlust der Gefäßwand führt. Kommt es zu Einrissen an der Oberfläche dieser Plaques, bilden sich Thromben an den Rissstellen, dies bedeutet eine Emboliegefahr.

Folgende Risikofaktoren fördern die Entstehung dieser Plaques bereits im jugendlichen Alter:
▷ erbliche Veranlagung
▷ Diabetes mellitus, sowohl Typ I wie auch Typ II
▷ erhöhter Blutdruck
▷ erhöhter Cholesterinspiegel
▷ Nikotin.

Symptome

Obwohl generell das gesamte arterielle Gefäßsystem betroffen ist, bilden sich dennoch unterschiedliche Beschwerdekomplexe heraus. Je nachdem, an welchen Gefäßen die Veränderungen am stärksten auftreten, kann es zu folgenden Symptomen kommen:
▷ Im Gehirn führt Arterienverkalkung möglicherweise zu Schlaganfällen.

▷ Am Herzen zeigt sich Arterienverkalkung in Form von Angina pectoris bis hin zum Herzinfarkt oder Herzinsuffizienz.

▷ In den Nierengefäßen verursacht die Arteriosklerose in der Regel hohen Blutdruck bis hin zum Nierenversagen.

▷ Arterienverkalkung in den Beinen führt zu Schmerzen beim Gehen (Claudicatio intermittens, sog. Schaufensterkrankheit).

▷ In den Beckenarterien führt die Verkalkung bei Männern zu Impotenz.

Diagnose

▷ Pulstastbefunde an den Extremitäten

▷ Oszillografie ist eine mechanische Pulsschreibung und gibt exakteren Aufschluss als der Pulstastbefund.

▷ Der Lokalisation einer Gefäßverengung gelingt am besten durch eine Angiografie.

▷ Die Dopplersonografie gibt einen Hinweis auf die Durchblutung z.B. der unteren Extremität.

▷ Das Belastungs-EKG kann Hinweise auf eine Koronarsklerose geben.

▷ Laboruntersuchung zur Aufdeckung von Stoffwechselerkrankungen.

Therapie

Es stehen konservative und gefäßchirurgische Maßnahmen zur Verfügung.
Arteriosklerose kann nicht geheilt werden. Bislang sind keine Wirkstoffe bekannt, die bereits eingetretene Verkalkungen abbauen und die starren Gefäßwände wieder elastisch machen. Das Fortschreiten einer Arteriosklerose kann allerdings durch Ausschalten der Risikofaktoren gebremst werden. Durch cholesterinsenkende Diät und regelmäßiges körperliches Training sind Rückbildungen der Plaques möglich aber nicht der schon eingetretenen Verkalkung.
Die Wahl der Behandlung hängt von der Art und dem Ausmaß der Verkalkung ab.
Alle konservativen Maßnahmen zielen darauf ab, durch Hämodilation die Viskosität des Blutes und damit die Fließfähigkeit zu verbessern. Die Thromboseneigung in den verengten Gefäße lässt sich mit Acetylsalicylsäure reduzieren. Medikamente zur Gefäßerweiterung können vorübergehend Schmerzlinderungen bewirken.
Es gibt Möglichkeiten, eine lebensbedrohliche Arteriosklerose chirurgisch zu behandeln.

Chirurgische Maßnahmen:
▷ Umleitung der Blutbahn durch Bypass-Operation
▷ Thrombektomie
▷ Ballondilatation
▷ Einlage eines Stents.

Prognose

Das Fortschreiten der Erkrankung lässt sich nur durch Abstellen der Risikofaktoren erreichen.

3.4 Apoplexie (Schlaganfall)

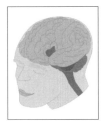

Definition

Der Schlaganfall besteht in einem plötzlich auftretenden Ereignis mit neurologischen Ausfällen (Lähmungserscheinungen), oft mit gleichzeitiger Bewusstlosigkeit. Es handelt sich dabei um eine räumlich begrenzte Schädigung des Gehirns.

Ursache

Dieser Symptomenkomplex kann zwei Ursachen haben:
▷ Durch die Ruptur eines arteriellen Gefäßes kommt es zu einer *Massenblutung* ins Gehirn.
▷ Mangelhafte Blutversorgung durch plötzlichen Gefäßverschluss → *ischämischer Infarkt.*

In beiden Fällen kommt es meist zu einer akut verlaufenden Symptomatik, für die der Begriff „Schlaganfall" recht zutreffend ist.

Risikofaktoren für die Ruptur eines Gefäßes sind:
▷ stark erhöhter Blutdruck
▷ Arteriosklerose
▷ Störung der Blutgerinnung
▷ Aneurysma.

Mit 80% ist der ischämische Insult die häufigste Ursache. Er entsteht durch einen embolischen oder thrombotischen Gefäßverschluss.

Die wichtigsten Ursachen dafür sind:
▷ Hypertonus mit der dadurch bedingten Gefäßeinengung durch Arteriosklerose
▷ Vorhofflimmern, wobei sich im linken Vorhof kleine Thromben bilden, die in einer Hirnarterie eine arterielle Embolie verursachen können.

Symptome

Je nach betroffenem Gehirnareale gibt es unterschiedliche neurologische Symptome. Oft gehen dem Schlaganfall kürzere Episoden mit ähnlicher Symptomatik voraus:
▷ Beide Schlaganfalltypen können Kopfschmerzen verursachen.
▷ halbseitige Lähmungserscheinungen (herabhängender Mundwinkel)
▷ Sprachstörungen
▷ Gedächtnisverlust
▷ Übelkeit und Erbrechen
▷ bei schwerem Schlaganfall Bewusstlosigkeit (auch mit Todesfolge).

Diagnose

▷ Durch die neurologische Symptomatik ist die Diagnose in manchen Fällen leicht zu stellen.
▷ aufgrund der Anamnese, aus der die Risikofaktoren erkennbar sind
▷ Computertomografie
▷ Angiografie
▷ Kernspintomografie.

Therapie

Ein Schlaganfall ist ein medizinischer Notfall. Sofortmaßnahmen sind erforderlich. Krankenhäuser werden zunehmend mit sog. „Stroke-units-Abteilungen" ausgestattet, in denen solche Sofortmaßnahmen ergriffen werden können. Die Maßnahmen können sich von einer klinischen neurologischen Überwachung bis hin zu operativen Eingriffen erstrecken (Schädeltrepanation). Bei einem Schlaganfall durch Gefäßverschluss ist eine Lysetherapie sinnvoll. Dabei wird versucht, das Blutgerinnsel, das den Gefäßverschluss verursacht, medikamentös aufzulösen. Erfolgversprechend ist das aber nur in den ersten sechs Stunden.

Prognose

Die Prognose ist abhängig von dem betroffenen Hirnareals. Bei kleinen Gebieten kann es zu einer vollständigen Ausheilung kommen. Treten neurologische Ausfälle auf, ist es wichtig, rechtzeitig mit entsprechenden Rehabilitationsmaßnahmen zu beginnen.

3.5 Krampfadern (Varizen)

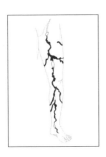

Definition

Krampfadern (Varizen) sind krankhaft erweiterte, verlängerte und geschlängelte oberflächliche Venen, die sich hauptsächlich im Bereich der Unterschenkel, seltener der Oberschenkel entwickeln. Prinzipiell können sich alle Venen zu Krampfadern entwickeln. Etwa 20% der Bevölkerung leiden an Krampfadern. Krampfadern nehmen im Alter zu. Frauen sind häufiger betroffen als Männer.

Ursache

An den unteren Extremitäten ist die Hämodynamik gegen die Schwerkraft gerichtet. Neben der Pumpleistung des Herzens kommt der Kontraktion der Wadenmuskulatur bei dem Rückfluss des Blutes eine bedeutende Rolle zu. Zusätzlich verhindern Venenklappen in den Venen der unteren Extremitäten durch ihre ventilartige Funktion das Zurückfallen des Blutes.

Staut sich das Blut in den Beinen auf Grund mangelnder Bewegung oder einer Venenklappeninsuffizienz, kommt es zur Überdehnung der Gefäßwände und somit zur Ausbildung von knotigen Auftreibungen (Varizenknoten). Leidet der Patient zusätzlich noch an einer allgemeinen Bindegewebsschwäche, wird diese Entwicklung umso mehr gefördert.

Es wird zwischen primärer und sekundärer Varikosis unterschieden:
▷ Primär: Die Ursache lässt sich nicht eindeutig erkennen (ca. 95% aller Fälle).
▷ Sekundär: Entstehung auf Grund einer anderen Erkrankung, wie z.B. Abflussstauung nach Venenthrombose, Bauchwandvarizen bei der Leberzirrhose.

Entstehungsfaktoren für die Varikosis:
▷ Stehende oder sitzende Tätigkeiten führen zu einer Erschlaffung der Muskelpumpe. Die Venen werden beim Sitzen in der Kniekehle abgeknickt.
▷ Heiße Bäder (sollten vermieden werden).
▷ Vererbung: Die Veranlagung zur Bindegewebsschwäche wird vererbt.
▷ Hormone: Weibliche Geschlechtshormone (Östrogene und Progesteron) führen zu einer Erschlaffung des Bindegewebes. Aus diesem Grund sind Frauen häufiger betroffen als Männer.
▷ In der Schwangerschaft entwickelt jede dritte Frau Varizen.
▷ Übergewicht und Rauchen.

Symptome

Ausgeprägte Varizen führen zu folgenden Symptomen:
▷ Schweregefühl in den Beinen, Besserung nach Bewegung
▷ Schmerzen im Bereich der Varizen beim Stehen
▷ nächtliche Wadenkrämpfe
▷ Knöchelödeme am Abend
▷ Stauungsdermatitis mit Ulcus cruris
▷ Ulcus cruris
▷ Besenreiser.

Diagnose

Dopplersonografie erlaubt die Feststellung, ob die tieferen Venen durchgängig sind.
Phlebografie (Röntgenkontrastdarstellung der Venen).

Therapie

▷ Regelmäßige und exakte Kompressionsbehandlung mit Stützstrümpfen oder elastischen Binden
▷ Anwendung von Salben. Diese Salben bestehen in der Hauptsache aus Heparin oder Rosskastanienextrakt, aber auch aus anderen diversen Pflanzenextrakten, wobei noch immer nicht wissenschaftlich bewiesen ist, ob die Salben überhaupt bis zu den Venen in der Tiefe vordringen.
▷ Operativ durch Venenstripping in schweren Fällen. Diese Behandlung ist nur dann zu empfehlen, wenn die tiefen Venen noch nicht zu stark geschädigt sind.
▷ Verödung von Krampfadern durch Injektionen
▷ Kleinere Hautvenen wie Besenreiser (wenn kosmetisch störend) werden durch Laserstrahlen verödet.
▷ Diuretika zur Ausschwemmung der Ödeme
▷ Änderung der Lebensgewohnheiten durch gesteigerte Bewegungsaktivitäten
▷ physikalische Therapie mit Kaltwassergüssen.

Prognose

Eine Heilung bestehender Varizen kann nicht erreicht werden. Alle Maßnahmen dienen dazu, ein zu schnelles Fortschreiten der Erkrankung zu verhindern.
Bei sehr prominenten Varixknoten besteht eine gewisse Verletzungsgefahr mit erheblicher Blutungstendenz.

3.6 Thrombose

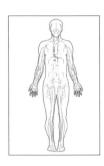

Definition

Verschluss eines Gefäßes durch Blutgerinnsel (Thrombus).

Am häufigsten sind Bein- und Beckenvenen befallen.

Es gibt oberflächliche Thrombosen → harmlos und tiefe Thrombosen → Gefahr der Embolie.

Thromben können sich auch in den Herzkammern bilden, z.B. bei Vorhofflimmern. Seltener bilden sich Thromben in den Arterien, mit Ausnahme der Koronararterien und der kleinen Zerebralarterien.

Ursache

▷ Verlangsamung des Blutstroms, z.B. nach langem Sitzen auf Reisen oder nach einer OP mit längerer Liegedauer
▷ Änderung der Blutzusammensetzung
▷ Veränderung der Gefäßwand (Herzinfarkt, Apoplexie).

Symptome

▷ Schwellung und Schmerzen in den Waden
▷ Oberflächliche, dicke, rote Venenstränge erkennbar
▷ am Arm sehr stark schmerzhaft.

Diagnose

Durch Phlebografie und Duplex-Ultraschall. Durch transösophageale Sonografie sind auch Thromben im Herzen erkennbar.

Therapie

In Abhängigkeit von der Lokalisation, Größe und Alter des Thrombus
In den ersten zehn Tagen → Lysetherapie, danach Wachstumsverhinderung durch Applikation von Heparin
Große Thromben können eventuell durch Thrombektomie entfernt werden.
Bei organisiertem Thrombus mit Gefäßverschluss → Bypassoperation.
Bei Vorhofflimmern zur Vorbeugung → Marcumartherapie.

Prognose

▷ Hohe Rezidivgefahr
▷ postthrombotisches Syndrom
▷ Am meisten gefürchtet ist die Emboliegefahr bei der akuten Thrombose.

Risikofaktoren

▷ Rauchen, Pille
▷ Bei Keimbesiedlung des Thrombus → Gefahr der Sepsis.

3.7 Embolie

Definition

Verschluss eines Blutgefäßes mit über die Blutbahn verschleppten Elementen: Thromben, Tumoranteile, Fruchtwasser, Fett oder auch Luft. Häufigste Ursachen sind Thromben.

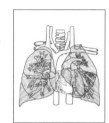

Ursache

▷ Venös: hauptsächlich Thromben aus den unteren Extremitäten
▷ Arteriell: hauptsächlich Thromben aus dem linken Herzen. 80% auf Grund von Herzkrankheiten wie Vorhofflimmern, Endokarditis oder Herzklappenfehler.

Symptome

▷ plötzliche Schmerzen, bei guten Umgehungskreisläufen (kleinere Gefäße) ohne wesentliche Störungen
▷ bei Embolie größerer Arterien → Schmerzen in den abhängigen Körperregionen mit Durchblutungsmangel (Blässe), Taubheitsgefühl, Pulsausfall, Lähmungserscheinungen
▷ bei Lungenembolie → Dyspnoe, Tachypnoe, Tachykardie, Hypotonie, Kreislaufschock, Herztod
▷ bei Hirnembolie → Schlaganfall.

Diagnose

Angiografie, Szintigrafie, EKG bei Lungenembolie.

Therapie

Lysetherapie, Heparin. Bei großen Thromben evtl. Embolektomie (Cavaschirm).

Prognose

Hohe Rezidivgefahr, deshalb Embolieprophylaxe mit Marcumar oder ASS.

Risikofaktoren

Begünstigt wird die Thrombenbildung mit Emboliegefahr durch Bewegungsmangel, Fettleibigkeit, lange Flugreisen, starke Varizen, Zustand nach Operationen mit langer Bettlägerigkeit und nach Operationen im Urogenitalbereich.

Luftembolien können nach Verletzung größerer Venen entstehen, Fruchtwasserembolien nach Entbindungen.

3.8 Aneurysma

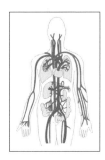

Definition

Ausbuchtungen der arteriellen Gefäßwände.

Ursache

- ▷ angeborene Schwäche der Gefäßwände (zu dünne Muscularis)
- ▷ Bluthochdruck
- ▷ Arteriosklerose
- ▷ Verwirbelung des Blutflusses, Störung in der Hämodynamik
- ▷ entzündliche Erkrankungen der Gefäßwände (Arteriitis)
- ▷ angeborene Aneurysmen
- ▷ kombinierte Ursachen.

90% der Hirnaneurysmen kommen im Bereich der Hirnbasisarterien vor (Circulus arteriosus Willisii).

Die Größe ist unterschiedlich zwischen 5–30 mm. Ab 10 mm Größe besteht die Gefahr der Ruptur. Rupturgefahr allerdings hauptsächlich bei Aortenaneurysma!

Symptome

Häufig wird das Aneurysma erst durch die Ruptur bemerkt. Es sei denn, es macht sich zuvor durch Druck auf Nerven mit neurologischen Ausfällen bemerkbar wie Seheinschränkung, Augenmuskellähmungen, Doppelbilder, Erweiterungen der Pupillen, hängendes Oberlid (Mydriasis, Ptosis).

Diagnose

Bei Verdacht → Angiografie.

Risikofaktoren

Arteriosklerose bei familiärer Belastung.

Therapie

▷ Schnellstmöglich Operation.
▷ Aortenruptur meistens tödlich.

3.9 Raynaud-Syndrom

Definition

Anfallsweise auftretende Gefäßspasmen in den Akren, die durch Kälte ausgelöst werden und durch Wärme wieder gelöst werden können.
Frauen sind doppelt so häufig betroffen wie Männer.

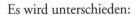

Es wird unterschieden:
▷ primäres, idiopathisches Syndrom
▷ sekundäres Syndrom, bei organischen Gefäßschäden.

Ursache

Beim primären Syndrom unbekannt.
Beim sekundären Syndrom:
▷ Verschluss der digitalen Arterien
▷ Erfrierungsschäden
▷ Thrombangitis obliterans
▷ toxische Substanzen wie Medikamente (β-Blocker, Ergotaminpräparate, Zytostatika).

Symptomatik

Befallen werden die Akren wie Finger, Zehen, Nase und Ohren.
Die Schmerzen gehen mit Verfärbungen der Gliedmaßen einher:
▷ weißlich → durch Vasokonstriktion
▷ bläulich → durch Zyanose
▷ rötlich → durch reaktive Hyperämie.

Diagnose

Die Diagnose ergibt sich aus der klinischen Symptomatik.

▷ Symmetrischer Befall, zum Beispiel 2. bis 5. Finger, Abklingen nach Erwärmung spricht für ein primäres Syndrom.

▷ Der Befall einzelner Finger, keine Reaktion auf Wärme, spricht für ein sekundäres Syndrom.

▷ Oszillografische Durchblutungsmessung (Plethysmografie).

Therapie

▷ Eine kausale Therapie ist beim primären Syndrom nicht möglich.

▷ Beim sekundären Syndrom → Behandlung der Grundkrankheiten.

Vorbeugende Maßnahmen können sein:

▷ Schutz vor Kälte

▷ Arbeiten in warmer Umgebung

▷ medikamentös durch Nitrosalben oder -gel.

Prognose

Beim primären Syndrom günstig, beim sekundären Syndrom ist der Verlauf der Grundkrankheit entscheidend.

3.10 Morbus Winiwarter-Buerger

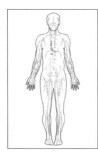

Definition

Disseminierte, schubweise verlaufende Entzündung der kleinen bis mittelgroßen Arterien und Venen.

Diese Entzündungen können zu Thrombosierungen des Gefäßlumens führen mit Nekrosen der abhängigen Körperregionen (Gliedmaßen). Die Krankheit wird auch als *Endangitis obliterans* oder als Buerger-Syndrom bezeichnet.

Ursache

Die Ursache ist unbekannt. Auffällig ist jedoch die starke Häufung bei Rauchern.

Symptome

▷ typischer Ruheschmerz, dabei Kältegefühl in den abhängigen Gliedmaßen

▷ schmerzhafte periphere Durchblutungsstörungen in den Händen und Füßen
▷ segmentale Arterienverschlüsse
▷ schubweiser Verlauf
▷ Beginn der Erkrankung meist vor dem 40. Lebensjahr.

Diagnose

Die Diagnose ist anhand der Symptomatik rein klinisch zu stellen.

Therapie

Ziel der Therapie ist es, einen Rückgang der Ruheschmerzen und die Abheilung der Nekrosen zu erreichen, um Amputationen in Grenzen zu halten. Die wichtigste therapeutische Maßnahme ist der sofortige Nikotinentzug. Dadurch allein kommt es manchmal schon zum Stillstand der Erkrankung.
Die Erfolgsrate der Nikotinentwöhnung liegt allerdings nur bei < 5%.

3.11 Durchblutungsstörungen des Darms (Mesenterialinfarkt und Mesenterialvenenthrombose)

Definition

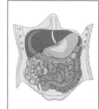

Durchblutungsstörungen des Darmes können auftreten:
▷ als akuter Verschluss der Mesenterialarterien
▷ oder als Mesenterialvenenthrombose.

Beide Formen führen zu einer Darminfarzierung. Die Folge des arteriellen Verschlusses ist eine Ischämie des nicht mehr versorgten Darmabschnittes, die Folge einer Mesenterialvenenthrombose ist der hämorrhagische Infarkt.

Ursache

Von den Arterien ist die A. mesenterica superior weitaus häufiger betroffen als die A. mesenterica inferior.

Ursachen für den arteriellen Verschluss sind:
▷ Thrombenbildung im linken Vorhof durch Vorhofflimmern
▷ ausgeprägte Arteriosklerose
▷ Eingriffe an der Aorta (Aortendissektion).

Ursachen für die Mesenterialvenenthrombose sind:
▷ vorwiegend entzündliche Darmerkrankungen

Symptome

Die akute Ischämie beim arteriellen Verschluss verläuft in drei Phasen mit unterschiedlicher Symptomatik:
▷ Initialstadium: abrupt einsetzender Abdominalschmerz über ca. 6 Stunden mit lebhafter Peristaltik
▷ Intermediärstadium: für ca. 12–24 Stunden lässt die Symptomatik trügerisch nach bei fortschreitender Darmatonie.
▷ Endstadium: akutes Abdomen mit paralytischem Ileus, Durchwanderungsperitonitis und Schockzustand, Letalität 60–80%.

Die Symptomatik bei der Mesenterialvenenthrombose setzt mehr schleichend ein und ist von Übelkeit, Erbrechen und Fieber begleitet. Letalität 60–90%.

Diagnose

Die Frühdiagnose ist schwierig, entscheidet aber über die Prognose.
▷ Rö-Übersichtsaufnahme des Abdomens zum Ausschluss eines Ileus (Spiegelbildung!)
▷ Sonografie, wobei auf eine Wandverdickung des Darmes geachtet werden muss.

Therapie

Laparotomie so früh als möglich mit Entfernung der nekrotischen Darmabschnitte.
Diagnose und Therapie sind für beide Formen der Durchblutungsstörungen identisch.

Prognose

In Abhängigkeit von der frühzeitigen Diagnose und des rechtzeitigen operativen Handelns.

4 Erkrankungen des Blutes und des Lymphsystems

Diagnostik und Therapie der Blutkrankheiten sind Inhalt der Hämatologie.
Die Hämatologie ist ein bedeutender Zweig der Inneren Medizin.

4.1 Anämie

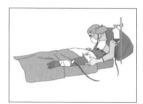

Definition

Anämie bedeutet wörtlich Blutarmut. Damit ist der Mangel an roten Blutkörperchen (Erythrozyten) gemeint.

Das normale rote Blutbild:
- ▷ Erythrozyten: Sie sind vor allem die Sauerstoffträger des Blutes. Der Sauerstoff wird dabei an das Hämoglobin gebunden. Ein Molekül Hämoglobin kann vier Moleküle Sauerstoff (O_2) binden und transportieren. Erythrozyten sind Zellen ohne Zellkern. Sie haben eine bikonkave Form.
- ▷ Normalwert Hämoglobin: Bei Frauen > 12,0 g/dl, bei Männern > 13,5 g/dl.
- ▷ Normalwert Erythrozyten: Bei Frauen > 3,9 Mio./µl, bei Männern > 4,3 Mio./µl
- ▷ Hämatokrit: Anteil der festen Blutbestandteile gemessen in % des gesamten Blutes. Der Hämatokrit wird durch die Anzahl der Blutzellen bestimmt.

Ursachen

- ▷ Blutverlust
- ▷ vermehrter Untergang von Erythrozyten (Hämolyse)
- ▷ verminderte Produktion von Erythrozyten, fehlende „Bausteine" für die Produktion
- ▷ fehlende Blutstammzellen im Knochenmark
- ▷ Eisenmangel in der Schwangerschaft und im Wachstum
- ▷ Fehlernährung, Mangel an Folsäure oder Vitamin B_{12}.

Symptome

Durch den Mangel an Erythrozyten kann das Gewebe nicht mehr hinreichend mit Sauerstoff versorgt werden. Das betrifft alle Organstrukturen, besonders aber Gewebe mit einem hohen Sauerstoffbedarf wie das Nervensystem und die Skelettmuskulatur bei Belastung. Die unter Sauerstoffmangel leidenden Patienten werden schnell ermüden und bei körperlicher Belastung unter Atemnot leiden. Kompensatorisch wird die Herzfrequenz gesteigert, um die fließende Blutmenge zu erhöhen. Bei zu starkem Blutverlust durch Verletzung gelingt diese Kompensation nicht. Es kommt zu einem Blutdruckabfall und letztlich zu einem Volumenmangelschock.

Diagnose

Im Blutbild aus dem peripheren Blut zeigt sich bei der Anämie eine Verminderung der roten Blutzellen sowie ein Abfall des Hämoglobinwertes.

Therapie

Bei Volumenmangel → Erythrozytentransfusion oder Blutersatzmittel. Ansonsten Ursachenbekämpfung.

Prognose

Bei erfolgreicher ursächlicher Therapie ist die Prognose günstig.

Anmerkung

Die Gesamtmenge des Blutes eines mittelkräftigen Mannes beträgt etwa ein Dreizehntel seines Körpergewichts (bei 70 kg ca. 5 Ltr. $\cong 25 \times 10^{12}$ = 25 Billionen Erythrozyten).

Alle Erythrozyten aneinander gereiht ergäben eine Strecke von 200 000 km = 4,5 × Erdumfang. Die Oberfläche aller Erythrozyten dieses Mannes betrüge 3200 m^2 (1 Ery = 128 μ^2 Oberfläche).

4.2 Leukämie

Vorbemerkung

Leukozyten (weiße Blutkörperchen) sind kernhaltige Zellen des Immunsystems mit unterschiedlichen Aufgaben.

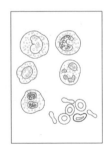

Die Zahl steigt an (Leukozytose) bei Infektionen, sie fällt ab (Leukopenie) bei verminderter Produktion im Knochenmark, z.B. nach einer Chemotherapie oder als Ausdruck einer Intoxikation (Medikamente).

Normale Gesamtzahl der Leukozyten im Blut: 6000–8000/mm^3.

Davon: Granulozyten 60–70%. Lymphozyten 20–30%, Monozyten 2–6%.

Es gibt eosinophile (1–3%) und basophile (0–1) Granulozyten, je nach Anfärbbarkeit.

Granulozyten werden jene weißen Blutkörperchen genannt, die Granula in ihrem Zelleib enthalten. Nach der verschiedenen Färbbarkeit der Granula sind zu unterscheiden: neutrophile, eosinophile und basophile Granulozyten.

Die Granula der *eosinophilen Granulozyten* färben sich mit dem sauren Farbstoff Eosin leuchtend rot an, die Granula *der basophilen Granulozyten* färben sich mit dem basischen Methylenblau dunkelviolett.

Eosinophile Granulozyten sind im Blut erhöht bei allergischen Erkrankungen und Wurmbefall.

Basophile Granulozyten sind erhöht als Ausdruck der Hypersensitivität bei Asthma, Urtikaria, allergischer Rhinitis und Anaphylaxie. Auch bei bösartigen Erkrankungen kann es zur Basophilie kommen.

Ursachen für eine Erhöhung der Monozyten (Monozytose):
▷ Tuberkulose
▷ Brucellose
▷ bakterielle Endokarditis
▷ Malaria.

Die Monozyten wandern dabei in das Gewebe ein und fungieren dort als Makrophagen (Fresszellen).

Definition

Unter *Leukämie* versteht man eine maligne Erkrankung der weißen Blutzellen. Die Inzidenz in Deutschland beträgt etwa 1–2 Fälle pro 100 000 Einwohner und Jahr.

Risikofaktoren sind ionisierende Strahlungen, bestimmte Chemikalien und Viren sowie genetische Disposition.

Aufgrund der erhöhten Anzahl weißer Blutzellen im Blut bedeutet der Begriff Leukämie, wörtlich übersetzt, weißes Blut. Diese Bezeichnung wird verständlich, wenn Vollblut sedimentiert wird. In diesem Fall bildet sich oberhalb der sich absetzenden roten Blutkörperchen ein weißer Saum, bestehend aus den vermehrten weißen Blutkörperchen der verschiedenen Art.

Die überschießende Bildung der malignen Leukozyten erfolgt im Knochenmark. Von dort treten sie ins Blut über. Je nach Art der Zellen und dem klinischen Verlauf wird unterschieden in folgende Formen.

▷ Akute oder chronische Form der Leukämie:
   Diese Einteilung erfolgt nach dem klinischen Verlauf. Dabei können zunächst langsame (chronische) Verläufe kurzfristig deutliche Beschleunigungen erfahren. In diesen Fällen spricht man von einem akuten Schub.

▷ Myeloische oder lymphatische Form der Leukämie:
Diese Einteilung erfolgt anhand morphologischer und immunchemischer Kriterien.
Die myeloische Leukämie ist gekennzeichnet durch Myeloblasten und wird auch als Myeloblasten-Leukämie bezeichnet.
Die lymphatische Leukämie ist gekennzeichnet durch Lymphoblasten und wird auch als Lymphoblasten-Leukämie bezeichnet.

Ursache

Die Ursachen für die Leukämie sind noch nicht in allen Einzelheiten geklärt.
Risikofaktoren sind:
▷ ionisierende Strahlen (Atombombenexplosionen, Reaktorunfälle)
▷ Auch bei medizinischer Strahlentherapie. Das Leukämierisiko verdoppelt sich bei einer Ganzkörperdosis von 1 Gy bei Erwachsenen und bereits bei 30 mGy bei Feten.
▷ Chemikalien wie Zytostatika, Benzol
▷ einige spezielle Viren, besonders bei Erwachsenen in Süd-Japan und in der Karibik
▷ genetische Faktoren.

Symptome

Die im peripheren Blut befindlichen malignen Zellen sind vorwiegend unreife Zellen Myeloblasten und Lymphoblasten), die ihre Aufgaben nicht erfüllen können. Gleichzeitig wird die Produktion von normalen Zellen im Knochenmark zurückgedrängt.
Folgen:
▷ Fieber bei geringsten Infektionen
▷ Soorbefall (Pilzinfektionen hauptsächlich in der Mundhöhle)
▷ eitrige Hautinfektionen
▷ Pneumonie, Meningitis, Pyelonephritis
▷ Infiltration mit Leukämiezellen nicht nur des Knochenmarks, sondern auch anderer Organe wie z.B. Milz.

Diagnose

▷ Das wichtigste diagnostische Mittel ist das Blutbild mit besonderer Auswertung der weißen Blutzellen.
▷ Untersuchung des Knochenmarks (durch Sternalpunktion oder Biopsie aus dem Beckenkamm gewonnen).

Therapie

Alle Formen der Chemotherapie, insbesondere der Hochdosis-Chemotherapie.
Die Therapie der Leukämie ist sehr speziell und wird hier nicht näher ausgeführt.

Ergänzung

Thrombozyten sind Zellen ohne Zellkern (Blutplättchen), die für die Blutgerinnung wichtig sind, weil sie den Gerinnungsfaktor Thrombokinase enthalten. Bei Mangel entstehen Blutungszeichen wie Hämatome und Petechien.
Normalwert: 150 000–350 000/µl Blut.
Bei Mangel an Thrombozyten (Thrombozytopenie) treten folgende Symptome auf:

▷ Hämatome, Petechien
▷ Nasenbluten
▷ Zahnfleischbluten
▷ seltener Magen-Darmblutungen, zerebrale Blutungen, Hämoptysen (Bluthusten).

4.3 Hämophilie

Definition

Die Hämophilie ist eine rezessiv erbgebundene Blutgerinnungsstörung, unter der ca. 8000 Männer in Deutschland leiden.
Der Gerinnungsdefekt besteht zu 80% in einem Faktor-VIII-Mangel (Hämophilie A) und zu 20% in einem Faktor-IX-Mangel (Hämophilie B).

Ursache

Die Hämophilie ist an das x-Chromosom gebunden. Die Krankheit tritt klinisch nur in Erscheinung, wenn alle vorhandenen x-Chromosomen (Heterosomen) von der Genmutation betroffen sind. Bei der Frau sind es zwei x-Heterosomen (x;x), beim Mann nur eines (x;y). Trägt beim Mann das nur einmal vorhandene x-Chromosom die Mutation, so ist er erkrankt. Bei der Frau müssten beide x-Chromosomen befallen sein, was extrem selten der Fall ist. Hierin liegt der Grund, warum hauptsächlich Männer an der Hämophilie erkranken.

Die Veränderung nur eines x-Chromosoms bei der Frau führt dazu, dass sie als Überträgerin fungieren kann (Konduktorin), ohne selbst zu erkranken. Man spricht in solchen Fällen von einer *rezessiven Erbanlage*.

Von einem *dominanten Erbgang* spricht man, wenn schon bei Vorliegen nur eines erkrankten Chromosoms von dem doppelt vorhandenen Autosomen der Mensch erkrankt.

Bei der Hämophilie entstehen die Mutationen auf dem x-Chromosom in 50% aller Fälle spontan.

Symptome

Schon im Kleinkindalter treten bei geringfügigen Verletzungen Blutungen auf. Hauptsächlich sind die Gelenke betroffen, in denen es im Laufe der Zeit zu Veränderungen der Gelenkknorpel mit Deformierungen kommt.

Diagnose

Aufschluss ergibt der Blutgerinnungsstatus.

Therapie

Die Therapie kann nur in der Substitution der fehlenden Gerinnungsfaktoren bestehen. Da diese nur von geringer Halbwertzeit (12 Std.) sind, müssen gefährdete Kinder 2- bis 3mal wöchentlich die Faktoren VIII oder IX erhalten.

4.4 Rhesusunverträglichkeit

Definition

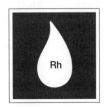

1940 wurde von Landsteiner und Wiener der sogenannte *Rhesusfaktor* entdeckt. Es handelt sich dabei um einen Blutfaktor, der bei Untersuchungen am Rhesusaffen gefunden wurde.

85% der Menschen besitzen diesen Faktor, der auf der Oberfläche der Erythrozyten als ein antigenwirksames Polypeptid lokalisiert ist. Menschen, die diesen Faktor besitzen, gelten als Rh-positiv (D) und jene, die ihn nicht besitzen, als Rh-negativ (d).

Bringt man das Blut von Rh-negativen (d) Patienten mit dem Blut von Rh-positiven Patienten zusammen, so kommt es zu einer Antigen-Antikörperreaktion. Der

Rh-negative Patient wird Antikörper gegen Rhesus-positiv (D) bilden. Er wird gegen D sensibilisiert.

Die Bestimmung der mütterlichen Blutgruppe und des mütterlichen Rhesusfaktors ist zur Aufdeckung einer möglichen Inkompabilität zwischen Mutter und Kind im Rhesussystem erforderlich. Ist die Mutter Rh-positiv, ergeben sich keine weiteren Konsequenzen, da es hier zu einer Antikörperbildung nicht kommen kann. Die Rh-Situation des Vaters ist in diesen Fällen bedeutungslos.

Ist die Mutter Rh-negativ (d), und das Kind hat vom Vater Rh-positiv (D) geerbt, kann es – beim Übertritt von kindlichen Erythrozyten in den mütterlichen Kreislauf – bei der Mutter zu einer Sensibilisierung mit Antikörperbildung gegen (D) kommen. Daraus können sich möglicherweise Schäden beim Kind (s.u.) ergeben.

Man spricht von:
▷ einer *Rh-Konstellation*, wenn die Mutter Rh-negativ (d) und das Kind Rh-positiv (D) ist
▷ einem *Rh-Konflikt*, wenn die Mutter aufgrund dieser Konstellation bereits Antikörper gebildet hat.

Ursache

Die Ursache für eine Rh-Unverträglichkeit ist oben beschrieben.

Symptomatik und Verlauf

Wenn das Kind vom Vater den Rhesus-Faktor (D) geerbt hat, der im Blut der Mutter fehlt ist die Rh-Konstellation gegeben. Sobald nun der Faktor (D) mit dem kindlichen Blut in den mütterlichen Kreislauf (d) gelangt, wirkt er als Antigen und die Mutter wird auf den Reiz des Antigens mit der Bildung spezifischer Antikörper reagieren, die dann durch die Plazenta in den kindlichen Kreislauf gelangen und dort mit den Rh-positiven Erythrozyten des Kindes eine Antigen-Antikörper-Reaktion hervorrufen, wodurch die kindlichen Erythrozyten geschädigt werden.

Ein Blutübertritt vom Kind auf die Mutter (feto-maternelle Transfusion) erfolgt in erster Linie bei der Geburt, aber auch in seltenen Fällen durch eine Mikro-Traumatisierung der Plazenta während der Schwangerschaft z.B. bei einem Unfall.

Durch die Antikörper kommt es zu einem erhöhten Zerfall der roten Blutkörperchen beim Kind (Morbus haemolyticus fetalis) und zu einer vermehrten Neubildung unreifer kindlicher Erythrozyten (Erythroblastose). Durch den erhöhten

Blutkörperchenzerfall wird vermehrt Blutfarbstoff frei, der in Bilirubin umgewandelt wird und einen Ikterus verursacht. Dieser Ikterus ist für gewöhnlich stark ausgebildet (Ikterus gravis neonatorum) und tritt unmittelbar bei der Geburt in Erscheinung. In manchen Fällen kommt es schon vor der Geburt durch die Antikörperwirkung zu einer extremen Schädigung des Kindes mit einem Hydrops fetalis und sogar zu intrauterinem Fruchttod. In anderen Fällen kann der Ikterus zu einem sog. Kernikterus mit Schädigung der Stammganglien und schweren körperlichen und geistigen Störungen führen (Littlesche Erkrankung, ICP).

Ist die Mutter Rh-negativ (d) und der Vater Rh-positiv (D) muss es nicht in jedem Fall zu einer Rh-Konstellation (Mutter d, Kind D) kommen. Es ist grundsätzlich von Bedeutung, ob der Vater reinerbig (homozygot) oder mischerbig (heterozygot) ist.
Ist der Vater reinerbig, gehen ausschließlich Rh-positive Kinder hervor, ist er mischerbig resultieren 50% der Kinder mit (D) und 50% mit (d). Bei homozygoten Vätern und Rh-negativen Müttern sind also alle Nachkommen erythroblastosegefährdet.

Therapie

Eine Ausweitung einer Rh-Konstellation zu einem Rh-Konflikt mit Antikörperbildung bei der Mutter kann heute durch eine rechtzeitige Gabe eines Anti-D-Immunglobulins verhindert werden, d.h. bei jeder Rh-negativen Mutter wird zu Beginn ihrer Schwangerschaft eine sogenannte Rhesusprophylaxe mit Anti-D-Immunglobulin durchgeführt. Erweist sich das Kind postpartal als Rh-positiv, muss eine weitere Injektion innerhalb von 72 Stunden folgen, erweist sich das Kind als Rh-negativ, kann eine zweite Injektion unterbleiben.
Auch nach Fehlgeburten ist eine Rhesusprophylaxe bei Rh-negativen Müttern erforderlich. Denn auch bei Fehlgeburten oder bei inkompatiblen Bluttransfusionen kann eine Sensibilisierung eintreten. Denn eine Sensibilisierung hält – mit einer leichten Abschwächung – ein Leben lang an.

Prognose

Ist ein Rh-Konflikt eingetreten, kann die Schwere der eventuellen Schädigung des Kindes durch den sog. *Coombs-Test* aufgedeckt werden. Der Coombs-Test zeigt an, ob und in welcher Höhe mütterliche Antikörper an den kindlichen Erythrozyten bereits fixiert sind und zu einer Hämolyse führen können. Bei einem stark positiven Ausfall des Coombs-Tests wäre eine Indikation zu einer Austauschtransfusion beim Kind gegeben.

Bei konsequenter Befolgung der Rh-Prophylaxe und kompatiblen Bluttransfusionen dürfte eine Konfliktsituation im Rhesussystem heute eigentlich nicht mehr auftreten.

4.5 Lymphödem

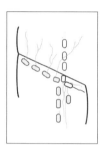

Definition

Gestörter Abtransport der Lymphe aus dem interstitiellen Raum.

Ursache

Angeboren (primäre Lymphödeme) oder erworben (sekundäre Lymphödeme).

▷ primär: Aplasie oder Hypoplasie von Lymphgefäßen
▷ sekundär:
- postthrombotisches Syndrom
- akute oder chronische Lymphangitis
- durch Infektionen (bakteriell oder mykotisch)
- durch Tumorleiden (malignes Lymphödem)
- nach chirurgischen Eingriffen und nach Bestrahlung.

Symptomatik

Schmerzlose Anschwellung und Blässe hauptsächlich der Extremitäten.
▷ Beim primären Lymphödem beginnt die Schwellung an den Zehen und wandert dann proximalwärts über den Unterschenkel zum Oberschenkel.
▷ Das sekundäre Lymphödem zeigt sich zuerst in der Achsel oder den Leisten und senkt sich dann distalwärts.
Als Komplikationen können sich Lymphfisteln bilden oder Hyperkeratosen der Haut.

Diagnose

Bei deutlich sichtbarer und schmerzfreier Anschwellung der Extremitäten bereitet die Diagnose keine großen Schwierigkeiten. Die Ödeme finden sich hauptsächlich prätibial, auf dem Fuß- und Handrücken. Wegweisend sind für kurze Zeit verbleibende Dellenbildungen bei Kompression (zu enge Strumpfbänder usw.).

Therapie

Die Therapie besteht vorwiegend aus physikalischen Maßnahmen wie manuelle Lymphdrainage und Kompressionsbehandlung.

Diuretika sind ungünstig, da sie das Lymphödem durch Wasserentzug eiweißreicher machen und dadurch zu einer erneuten Wassereinlagerung führen.

Sehr oft ist eine lebenslange Therapie erforderlich.

4.6 Morbus Hodgkin (Lymphogranulomatose), Non-Hodgkin-Lymphom

Definition

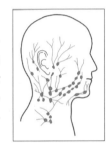

Die Lymphogranulomatose ist eine bösartige Erkrankung der Lymphknoten. Sie beginnt häufig oberhalb des Zwerchfells und breitet sich von dort kontinuierlich über das gesamte Lymphsystem aus. Wegen der gleichzeitigen Schädigung des Immunsystems besteht ein erhöhtes Risiko für Begleiterkrankungen wie Herpes zoster, Zytomegalie, Pilzinfektionen und Pneumonien.

Unbehandelt führt die Krankheit zum Tode.

Ursache

Die Ursache der Erkrankung ist noch weitgehend unbekannt. Eine genetische Prädisposition scheint vorzuliegen. Auch eine Beteiligung der Epstein-Barr-Viren wird angenommen.

Symptomatik

Zu Beginn verläuft die Erkrankung asymptomatisch und wird deshalb nicht selten nur durch Zufall entdeckt. Bald darauf kommt es zu Nachtschweiß, Fieber, Gewichtsverlust und Juckreiz an der Haut. Diese Symptome werden unter dem Begriff B-Komplex subsummiert und gelten als prognostisch besonders ungünstig.

Große Lymphome im Thoraxbereich können Schmerzen verursachen und zu einer Kompression der Vena cava superior mit Einflussstauung führen.

Diagnose

Schon bei Verdacht empfiehlt sich eine histologische Abklärung eines befallenen Lymphknotens.

Weitere diagnostische Maßnahmen sind:

▷ ausführliche Anamnese
▷ Beurteilung des Waldeyer-Rachenrings (lymphatisches Gewebe im Pharynx)
▷ Labor: BSG, alkalische Phosphatase, LDH, Differential-Blutbild, Leber- und Nierenwerte
▷ Rö-Thorax
▷ CT Abdomen und Thorax
▷ Knochenmarkbiopsie.

Danach erst erfolgt die Feststellung des Stadiums und die stadiengerechte Therapie.

Therapie

Die wirksamste Behandlung besteht in der Chemotherapie mit Kombinationen mehrerer Zytostatika (Polychemotherapie), wobei sich die Auswahl der Präparate nach der Stadieneinteilung und den Prognosefaktoren richtet.
Parallel erfolgt die Behandlung der Begleiterkrankungen.

Prognose

Die Überlebenserwartung richtet sich nach dem Stadium. Pauschal beträgt sie 50–60%.
Die konsequente Nachsorge ist unbedingt erforderlich.

Anmerkung

Die sogenannten *Non-Hodgkin-Lymphome* sind maligne Formen der Lymphoproliferation, die *nicht* die morphologischen Kriterien des Morbus Hodgkin erfüllen (keine sog. Hodgkin-Zellen, keine Reed-Sternberg-Zellen). Die Diagnosestellung erfolgt durch eine histologische Sicherung mit speziellen histopathologischen Differenzierungen. Die Ursache ist meist unbekannt. Auffällig ist eine Häufung bei Patienten mit immunsuppressiver Behandlung anlässlich einer Organtransplantation.
Die Symptomatik und auch die Therapie ist ähnlich wie beim Hodgkin in Abhängigkeit vom Malignitätsgrad. Es wird zwischen niedrigmalignen und hochmalignen Non-Hodgkin-Lymphomen unterschieden. Die Non-Hodgkin-Lymphome umfassen eine Vielzahl von Varianten, so dass Diagnostik und Therapie ein hohes Spezialwissen erfordern.

5 Erkrankungen der Atemwege

☞

Obwohl sie der Inneren Medizin zugeordnet werden, fallen die Erkrankungen der Atemwege teils in den Bereich der Oto-Rhino-Laryngologie (Erkrankungen mehr der oberen Luftwege) und teils in den Bereich der Pulmonologie.
Bronchioskopien als wichtige Maßnahmen bei den Erkrankungen der Bronchien werden vorwiegend vom HNO-Arzt durchgeführt.
Für beide Spezialgebiete gibt es ausgebildete Fachärzte.

5.1 Entzündungen des oberen Respirationstrakts (Rhinitis, Laryngitis, Tracheitis)

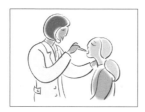

Definition

Entzündungen des Nasen-Rachen-Raumes sind in der Mehrzahl virale Entzündungen infolge einer Erkältungskrankheit. Bei einer bakteriellen Infektion kommt es zu eitrigem Sekretabgang sowie zu eitrigen Schleimhautbelägen.

Symptome

Symptome sind in der Regel Husten, Heiserkeit, Schnupfen und Schluckbeschwerden. Fieber tritt gelegentlich auf. Die Symptome klingen meist nach einigen Tagen spontan wieder ab.

Diagnostik und Therapie

Da die Symptome meist spontan wieder abklingen, sind Laboruntersuchungen oder bakteriologische Untersuchungen nur bei chronischen Verläufen angezeigt. Die Therapie erfolgt rein symptomatisch (Nasentropfen zur Schleimhautabschwellung, Lutschtabletten oder Mittel zum Gurgeln bei Halsbeschwerden) oder Inhalationstherapie.

▷ Rhinitis
  Bei der Rhinitis handelt es sich um eine Tröpfcheninfektion der Nasenschleimhaut, die sich durch vermehrtes seröses Nasensekret und leichtes Fieber äußert. Bei eitrigem Sekret sind oft Bakterien mit beteiligt. Bei chronischem Verlauf empfiehlt sich eine bakteriologische Untersuchung des Nasensekrets. Ansonsten besteht die Therapie in rein symptomatischen Maßnahmen (Nasentropfen, Nasenspülungen).

▷ Laryngitis
  eine meist durch Viren (seltener durch Bakterien) infolge einer Erkältungskrankheit entstehende Kehlkopfentzündung, die zu Heiserkeit, Fieber und Aphonie führt. Häufig ist sie kombiniert mit einer Rachenentzündung (Pharyngitis). Übermäßiges Strapazieren des Kehlkopfes (Sänger, oder Berufe, die mit einer hohen Belastung des Kehlkopfes verbunden sind), kann ebenfalls zu einer Kehlkopfentzündung führen.

Die Diagnostik erfolgt durch eine Laryngoskopie (HNO-Arzt), bei der man eine deutliche Rötung der Stimmbänder und der Stimmlippen erkennen kann. Die Therapie besteht in erster Linie in Schonung der Stimmbänder sowie in einer Inhalationsbehandlung mit Aerosolen, evtl. Halswickel, Antibiotika bei Verdacht auf bakterielle Beteiligung.

Bei jeder chronischen Laryngitis besteht der Verdacht auf ein Kehlkopfkarzinom.

▷ Tracheitis

Infektiös (meist viral), aber auch oft allergisch ausgelöste Entzündung der Trachea. Ein wesentlicher Risikofaktor stellt starkes Rauchen dar. Meist ist die Luftröhrenentzündung kombiniert mit der Laryngitis und Rhinitis.

Die Beschwerden bestehen in retrosternalen Schmerzen und meist trockenem Reizhusten.

Die Therapie besteht wie bei der Laryngitis in Inhalationsmaßnahmen. Antibiotika bei bakterieller Beteiligung. Symptomatische Behandlung des meist gleichzeitig bestehenden Infektes der gesamten oberen Luftwege.

5.2 Asthma bronchiale

Definition

Durch Entzündung und Hyperreaktivität auf zahlreiche Reize hervorgerufene Bronchialverengung mit wiederholten Anfällen von Husten, Kurzatmigkeit und zähem Auswurf. Menschen aller Altersgruppen können befallen sein.

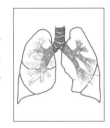

Ursache

Krankhafte, teils allergische Reaktion auf verschiedene Reize.

▷ Unspezifische Reize zur Auslösung eines Anfalles:
   körperliche Anstrengung, Kälte, trockene Luft, Zigarettenrauch, Parfüms, Luftverschmutzung

▷ Spezifische Reize zur Auslösung eines Anfalles:
   Pollen, Hausstaub, Tierhaare, Schimmel, bestimmte Lebensmittel, Viren, Bakterien, bestimmte Medikamente.

Symptome

Schleimhautschwellung mit Produktion von zähem Schleim. Dadurch kommt es zu krampfartiger Verengung der Atemwege. Vor allem erschwerte Ausatmung. Kurzatmigkeit, pfeifendes Atemgeräusch (Giemen), Hustenanfälle besonders nachts.
Schwere Asthmaanfälle: bläulich verfärbte Lippen und Fingernägel, aufgeblähter Brustkorb mit hochgezogenen Schultern, Erschöpfung bis zur Unfähigkeit zu sprechen.

Diagnose

▷ Lungenfunktionsprüfungen = Spirometrie, Auskultation
▷ Suche nach Allergenen.

Therapie

▷ Bronchienerweiternde Sprays entspannen die Atemwegsmuskulatur und bringen eine spürbare Erweiterung der Atemwege z.B. Theophyllin
▷ kortisonhaltige Sprays
▷ Atemschulung, Klopfmassage, Inhalation.

Prognose

Linderung der Beschwerden ist möglich. Bei Kindern klingt das Asthma mit der Pubertät häufig ab. Bei Erwachsenen ist in ca. 20% der Fälle Heilung möglich. Schwere Asthmaanfälle können wegen der Belastung des Herzens und der gesamten Lunge lebensgefährlich werden.

5.3 Akute Bronchitis

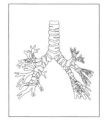

Definition

Akute Entzündung der Atemwege, insbesondere der Bronchien. Die akute Bronchitis steht oft in Verbindung mit Erkältungskrankheiten der oberen Luftwege wie Rhinitis, Sinusitis, Tonsillitis, Laryngitis oder Tracheitis.

Ursachen

▷ Virusinfektion bei Erkältung, auch Bakterien (Haemophilus influenzae)
▷ Pilzinfektion
▷ ätzende Dämpfe, Gase, Staub.

Symptome

▷ vermehrte Schleimbildung mit gelblich-grünem Auswurf
▷ obstruktive oder spastische Verengung der Bronchien
▷ Fieber, Abgeschlagenheit
▷ Überempfindlichkeit der Atemwege mit Reizhusten.

Diagnose

▷ Anamnese
▷ Auskultation und Perkussion
▷ erhöhte Entzündungsparameter im Blut
▷ Röntgenaufnahme des Thorax.

Therapie

▷ schleimlösende Mittel (Mukolytika) im Zusammenhang mit Antibiose
▷ Antitussiva nur mit Vorbehalt, um Schleimretentionen zu vermeiden
▷ Bronchiolytika
▷ Antipyretika
▷ Bettruhe bei hohem Fieber.

Prognose

Günstig bei gründlicher Ausheilung.

5.4 Chronische Bronchitis, chronisch-obstruktive Bronchitis

Definition

Die chronische Bronchitis ist eine dauerhafte Entzündung der Atemwege, insbesondere der Bronchien. Findet sich darüber hinaus eine messbare Verengung der Atemwege, so liegt eine *chronisch-obstruktive Bronchitis* vor.

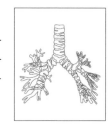

Ursache

Bei der chronischen Bronchitis wird der Einfluss des Nikotins besonders deutlich. 90% aller Menschen mit chronischer Bronchitis sind Raucher.

▷ in erster Linie Nikotinabusus
▷ Luftverschmutzung z.B. am Arbeitsplatz

▷ häufige und nicht gründlich ausgeheilte Infekte der Atemwege
▷ feuchtes Klima. Im Herbst und im Winter ist der Verlauf der Erkrankung gravierender.

Bei der Entwicklung der chronischen Bronchitis steht zunächst eine Störung des schleimbildenden Flimmerepithels im Vordergrund. Die durch die chronische Reizung des Epithels vermehrte Schleimbildung kann nicht mehr aktiv transportiert werden, sondern wird durch kräftige Hustenstöße oralwärts abgehustet.
In diesem Stadium können sich die Veränderungen noch zurückbilden, wenn die Ursache der Erkrankung, zum Beispiel das Rauchen, wegfällt. Ansonsten wird im weiteren Verlauf das Flimmerepithel der Schleimhaut irreversibel geschädigt.
Durch die Kontraktion der Bronchialmuskulatur und durch die entzündliche Anschwellung der Bronchialschleimhaut kommt es zu einer dauerhaften Bronchialverengung (obstruktive Bronchitis). Die Folgen sind eine Erhöhung des Atemwiderstandes und eine geringere Lungenentfaltung mit Zerstörung der terminalen Atemwege und der Alveolarsepten. Die Krankheit ist jetzt in eine chronisch-obstruktive Bronchitis übergegangen, die über kurz oder lang zu einem sog. Lungenemphysem führen muss.

Symptome

▷ Husten, der im Laufe der Zeit immer heftiger und hartnäckiger wird.
▷ Auswurf von zähem Schleim, der sich nur schwer abhusten lässt und besonders morgens auftritt (Bronchialtoilette).
▷ Belastungsdyspnoe, die sich mit Ausbildung eines Emphysems zunehmend verstärkt.

Diagnose

▷ in erster Linie durch die Anamnese (Husten, Auswurf, Atemnot, Nikotinabusus)
▷ Auskultation (bei Emphysem abgeschwächtes Atemgeräusch)
▷ Lungenfunktionsprüfungen (Residualvolumen erhöht)
▷ O_2-Bestimmung im Blut
▷ Rö-Thorax
▷ EKG (Cor pulmonale?).

Therapie

▷ Schleimlösende Mittel (Mukolytika)
▷ Expektorantien

▷ Bronchiolytika zur Erweiterung der Atemwege
▷ Atemtherapie
▷ Antibiotika bei bakteriellem Befall.

Prognose und mögliche Folgen

▷ häufig rezidivierende Lungenentzündungen
▷ zunehmende Kurzatmigkeit mit blauen Lippen und Nägeln aufgrund des Sauerstoffmangels (Zyanose)
▷ Herzinsuffizienz mit Ödemneigung in den Beinen.

5.5 Bronchiektasen

Definition

Bronchiektasen sind irreversible teils zylindrische, teils sackförmige Erweiterungen der mittleren Bronchien.

Ursache

Es gibt zwei Formen von Bronchiektasen:
▷ erworbene Bronchiektasen infolge chronischer Bronchitis
▷ angeborene Bronchiektasen als Folge einer unvollständigen fetalen Differenzierung der Bronchien.

Symptome

▷ chronischer Husten mit eitrigem Auswurf („maulvolles, dreischichtiges Sputum", schaumig-serös-zellulär)
▷ rezidivierende Fieberschübe
▷ allgemeine Schwäche
▷ „Trommelschlägelfinger"
▷ Hämoptysen (blutig tingiertes Sputum).

Diagnose

▷ genaue Anamnese mit Frage nach täglichem Husten und dreischichtigem Sputum
▷ Auskultation (grobblasiges Raschelgeräusch)
▷ Rö-Thorax
▷ Lungenfunktionsdiagnostik

▷ Bronchiografie
▷ bakteriologische Untersuchung des Sputums.

Therapie

▷ Atemtherapie, Drainagelagerung
▷ medikamentös mit Mukolytika, Broncholytika und Antibiotika
▷ operativ: Lobektomie oder Segmentresektion nur bei begrenztem Befund.

Prognose

Bei konsequenter physikalischer Therapie und evtl. antibiotischer Dauerbehandlung ist eine gute Lebensqualität zu erwarten.

5.6 Pneumonie

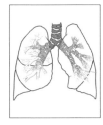

Definition

Infektion des Lungengewebes durch verschiedene Keime. Anschwellung und Hyperämie des betroffenen Areals. Befallen sind die Alveolen und das Interstitium.

Ursache

▷ Einatmen von Mikroorganismen (Bakterien, Viren, Pilze, Parasiten).
▷ Besonders schwerwiegend ist die Infektion mit Legionellen über Klimaanlagen.
▷ Auch durch Einatmen von ätzenden Stoffen und giftigen Gasen kann es zur Pneumonie kommen. Desgleichen durch Aspiration von Mageninhalt.
▷ Durch hämatogene Streuung von Keimen aus anderen Entzündungsherden im Körper.

Besonders gefährdet sind abwehrgeschwächte Menschen wie chronisch kranke Erwachsene und Kinder, Herzkranke oder Diabetiker. Patienten mit chronischer Bronchitis, Alkoholiker und HIV-positive Patienten.

Symptome

Unterschiedlichste Verlaufsformen, je nach Art der Erreger.
▷ Die klassische Pneumonie beginnt mit hohem Fieber, Schüttelfrost, Atemnot, Husten und Schmerzen in der Brust.

▷ Gelb-, grün-, braun- und rostfarbenes Sputum
▷ Bei schwerer Verlaufsform angestrengtes Atmen wegen der Luftnot (Tachy-pnoe) und Zyanose der Lippen und Fingernägel
▷ Eine Virusinfektion beginnt meist langsam mit verzögertem Fieberanstieg ohne Schüttelfrost, kaum Schleim (trockene atypische Pneumonie).

Diagnose

▷ Auskultation: bei atypischer Pneumonie kaum Auskultationsbefund
▷ Röntgen und EKG
▷ Untersuchung des Bronchialschleims auf Erreger, bei atypischer Pneumonie kaum Schleim.

Therapie

▷ bakterielle Pneumonie fast immer mit Antibiotika
▷ bei Pneumokokken → Penicillin
▷ Auch bei Viruspneumonie werden Antibiotika zur Vermeidung von Super-infektionen gegeben.
▷ Mukolytika
▷ Expektorantien
▷ Antitussiva
▷ Broncholytika.

Prognose

Gute Heilchancen bei konsequenter Therapie. Bei schwerer Pneumonie ist klinische Behandlung angezeigt.
Impfung gegen Pneumonie ist möglich.

5.7 Lungentuberkulose

Definition

Bei der Tuberkulose der Lunge handelt es sich um eine bakterielle Infektion mit Mycobacterium tuberculosis. Bei einer offenen Tuberkulose ist der Bakteriennachweis im Sputum positiv, bei einer geschlossenen Tbc lassen sich im Sputum keine Erreger nachweisen.

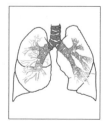

Ursache

Die Infektion erfolgt in erster Linie durch Tröpfcheninfektion von einer an offener Lungen-Tbc erkrankten Person. Die Erreger (säurefeste Stäbchen) widerstehen der enzymatischen Abwehr des Wirtsorganismus. Es entwickelt sich zunächst der sogenannte *Primärherd*, der bereits nach 14 Tagen röntgenologisch in der Lunge nachweisbar ist.

Wenn die regionären Lymphknoten befallen sind, spricht man von einem *Primärkomplex*.

Symptome

Bei Entstehung des Primärkomplexes treten zunächst kaum Beschwerden auf. Bei geschwächter Abwehrlage kann allerdings die weitere Entwicklung äußerst foudroyant verlaufen und die Erkrankung sich zu einer Miliartuberkulose ausweiten.

Allgemeine Symptome sind:
▷ trockener Husten
▷ Temperaturanstieg von subfebril bis auf hochfieberhaft
▷ Nachtschweiß, Gewichtsverlust
▷ ausgeprägte Belastungsdyspnoe bei ausgeprägtem Lungenbefall.

Diagnose

▷ Familien- und soziale Anamnese
▷ Auskultation
▷ Rö-Thorax
▷ Tuberkulintest
▷ Sputumuntersuchung
▷ transbronchiale Biopsie.

Therapie

Vorwiegend antibiotisch mit Antituberkulotika (Streptomycin, Isoniazid).

Prognose und weiterer Verlauf

Bei Fortschreiten der Krankheit kann es zur ausgedehnten tuberkulösen Pneumonie (Miliartuberkulose, Kavernenbildung) kommen mit Beteiligung der Pleura → Pleuritis tuberculosa.

Bei Infektion mit dem Mycobacterium tuberculosis können auch andere Organe primär befallen werden (extrapulmonale Tuberkulose) wie z.B. Kehlkopf, Tonsillen, Gelenke (tuberkulöse Arthritis), Darm-Tbc. Bei gleichzeitigem Bestehen eines pulmonalen Befalls besteht aber eher der Verdacht auf eine hämatogene oder lymphogene Streuung.

Bei konsequenter Therapie sind die Heilchancen fast 100%. Die Tuberkulose ist eine meldepflichtige Erkrankung.

5.8 Pleuritis, Pleuraerguss

Definition

Entzündliche Veränderung der Pleura visceralis (Lungenfell) und der Pleura parietalis (Rippenfell) mit oder ohne Exsudation (Pleuritis exsudativa, Pleuritis sicca).
Eine Exsudation führt zum Pleuraerguss.

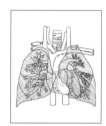

Ursache

Durch Übergriff oder Mitbeteiligung bei diversen pulmonalen Erkrankungen wie:
- ▷ Pneumonie
- ▷ Lungenempyem
- ▷ Lungen-Tbc
- ▷ Bronchialkarzinom
- ▷ Metastasen anderer Karzinome
- ▷ Mesentheliom der Pleura
- ▷ Lymphome
- ▷ traumatisch (auch iatrogen).

Je nach Art der Erkrankung kann der Erguss hämorrhagisch, serös (aus Serum bestehend) oder chylös (milchig-trüb) sein.

Auch eine Herzinsuffizienz sowie eine Leberzirrhose können einen (serösen) Pleuraerguss bewirken.

Symptome
- ▷ Atemabhängiger Verschiebeschmerz, besonders bei der Pleuritis sicca
- ▷ Bei stärkerer Ergussbildung kommt es zur Dyspnoe.
- ▷ Beim Empyem → Fieber.

Diagnose

Typische Befunde bei Auskultation und Perkussion:
▷ auskultatorisch → „Lederknarren", perkutorisch → Schalldämpfung
▷ Rö-Thorax
▷ Sonografie
▷ Pleurapunktion zur zytologischen und bakteriologischen Untersuchung.

Therapie

Behandlung der Grundkrankheit. Entlastungspunktion des Ergusses mit evtl. Drainage und Spülung. Installation von Antibiotika. Evtl. Fibrinkleber zur Pleurodese (Verklebung der Pleuralblätter bei rezidivierenden Ergüssen).

Prognose

Abhängig vom Grundleiden. Bei chronischer Pleuritis kommt es oft zur Schwartenbildung.

5.9 Lungenemphysem

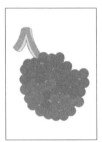

Definition

Krankhafte Überblähung der terminalen Atemwege (distale Bronchioli) mit Zerstörung der Alveolarsepten. Akute Überblähung durch Asthmaanfall, chronisches Emphysem meist als Folge einer chronischen Bronchitis bei Rauchern.
Ein akutes Emphysem heilt meist folgenlos aus. Ein chronisches Emphysem ist durch den Elastizitätsverlust der zerstörten Alveolen nicht mehr heilbar.

Ursache

Chronische Erkrankungen der Lunge oder Bronchien wie z.B. chronisches Asthma bronchiale. Starkes Rauchen. Ab dem 50. Lebensjahr tritt ohnehin auch ohne Erkrankung ein Elastizitätsverlust der Alveolen auf.

Symptome

Zu Beginn: Kurzatmigkeit bei Belastung, abhängig vom Klima. Blaue Lippen und Nägel durch O_2-Mangel. Schlappheitsgefühl und Müdigkeit. Leistungsschwäche.

Später: Kurzatmigkeit als Dauerzustand. Zunehmende Leistungsschwäche. Ständiger Husten mit Auswurf, dadurch Veränderung der Thoraxform durch Muskelveränderung Fassthorax). Zunehmende Pflegebedürftigkeit.
Rechtsherzbelastung durch Schädigung des Lungengewebes → Herzversagen.

Diagnose

▷ bläuliche Verfärbung der Lippen und der Nägel
▷ fassförmiger Thorax
▷ deutlich hervortretende Halsvenen
▷ Beinödeme durch Rechtsherzbelastung
▷ typisches Auskultationsgeräusch
▷ O_2-Gehalt im Blut erniedrigt (Blutgasanalyse = BGA)
▷ Röntgen-Thorax und EKG.

Therapie

Bereits eingetretene Lungengewebsveränderungen sind endgültig. Die Therapie beschränkt sich dann auf noch vorhandene Reserven.
▷ Atemtherapie
▷ Inhalationstherapie zur Erweiterung und Pflege der Bronchien
▷ Herzmedikamente zur Unterstützung des Herzens
▷ Antibiotika bei Infektionen der Atemwege.

Prognose

Bei Gewebsveränderungen ist Heilung nicht mehr möglich.
Mögliche Komplikation → Pneumothorax, Cor pulmonale, häufige Atemwegsinfektionen.

5.10 Lungenembolie

Definition

Bei einer Lungenembolie wurde die A. pulmonalis oder einer ihrer Äste durch Fremdmaterial verschlossen. Dieses Fremdmaterial wird mit dem Blutstrom herangeführt und kann aus Blutgerinnsel, Fett, Luft oder Fruchtwasser bestehen. Bei 90% aller Embolien handelt es sich um Thromben, die aus den unteren Extremitäten stammen.

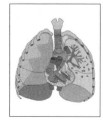

Ursache

Verschiedene Vorerkrankungen oder chirurgische Eingriffe (insbesondere im urologischen und gynäkologischen Bereich) können zu einer Thrombenbildung in den größeren Venen der unteren Körperhälfte und des Beckens führen. Diese Thromben können sich lösen und mit dem Blutstrom fortgeschwemmt werden. Die Auswirkungen sind in erster Linie abhängig von der Größe des Thrombus. Ist er sehr klein und verschließt er nur ein kleineres Gefäß in der Lunge, treten kaum Beschwerden auf. Ist er sehr groß, kann er unmittelbar zum Tode führen.

Risikofaktoren für die Entstehung eines Thrombus:
▷ Operationen im urologischen oder gynäkologischen Bereich
▷ Knochenbrüche (führen sehr oft zu Fettembolien)
▷ körperliche Inaktivität (lange Flugreisen, dabei langes Sitzen mit flektierten Hüft- und Kniegelenken)
▷ Schwangerschaft (Fruchtwasserembolie post partal)
▷ hormonelle Substitutionstherapie
▷ Störungen im Blutgerinnungssystem
▷ Adipositas
▷ höheres Lebensalter mit Herzschwäche
▷ langes Krankenlager
▷ Krebsleiden.

Symptome

Wie oben schon erwähnt, sind die Symptome in erster Linie abhängig von der Größe des Thrombus. Bei größeren Gefäßverschlüssen treten auf:
▷ plötzliche Schmerzen in der Brust (Verwechslungsmöglichkeit mit Herzinfarkt)
▷ Atemnot
▷ Husten, Bluthusten
▷ Schweißausbrüche, Angst, Unruhe, Beklemmung
▷ Tachykardie
▷ bläuliche Verfärbung der Lippen und Fingernägel
▷ gestaute Venen im Halsbereich
▷ Bewusstlosigkeit.

Diagnose

▷ Typische EKG-Veränderungen
▷ Blutgasanalysen zeigen eine geringe O_2-Sättigung (Azidose).
▷ Computertomografie
▷ Pulmonalangiografie zeigt den Gefäßverschluss.
▷ Lungenszintigrafie zeigt die ausgefallenen Lungenareale.
▷ Sonografie der Beinvenen.

Therapie

Die Therapie hat zwei Ziele:
Bei der *akuten Embolie* wird der Versuch unternommen, den Thrombus zu lysieren. Dies geschieht mit Streptokinase oder Urokinase und gelingt um so erfolgreicher, je eher mit der Therapie begonnen werden kann. Strenge Bettruhe ist dabei obligat. Heparin ist das Mittel der Wahl, wenn es darum geht, ein Wachstum des Thrombus zu verhindern. Bei sehr großen Thromben ist die operative Entfernung manchmal erfolgreich, wenn auch sehr riskant.
Bei erfolgreicher Behandlung sollte zur Verhinderung einer erneuten Thrombenbildung eine Prophylaxe mit gerinnungshemmenden Medikamenten angeschlossen werden. Hierzu eignet sich am besten der Vitamin-K-Antagonist Marcumar. Diese Therapie muss solange fortgesetzt werden, wie Risikofaktoren bestehen, wenn erforderlich, ein Leben lang.

5.11 Bronchialkarzinom

Definition

Das Bronchialkarzinom ist eine bösartige Neubildung im Bronchialsystem der Lungen von unterschiedlicher Histologie.

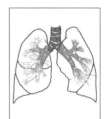

Es werden unterschieden:
▷ Plattenepithelkarzinome
▷ Adenokarzinome
▷ kleinzellige Karzinome
▷ großzellige Karzinome
▷ Sarkome.

Ursache

Das Bronchialkarzinom wird auch als „Inhalationskarzinom" bezeichnet, da es durch Einatmen gewisser Substanzen in seiner Entstehung begünstigt wird.
Solche Stoffe sind:

▷ Tabakrauch (Raucher sind 10- bis 20 mal häufiger betroffen als Nichtraucher). 95% aller Erkrankten sind Raucher.
▷ Asbest, Arsen- und Chromverbindungen
▷ radioaktive Substanzen (z.B. im Uranbergbau).

Das Risiko steigt um ein Vielfaches, wenn mehrere Risikofaktoren zusammenkommen.

Symptome

Die Symptome hängen ab von der Tumorgröße und der Lokalisation.

▷ Reizhusten über längere Zeit ist suspekt.
▷ Bluthusten (Hämoptyse)
▷ Nachtschweiß und Thoraxschmerzen
▷ Appetitlosigkeit und Gewichtsverlust
▷ reduzierter Allgemeinzustand.

Diagnose

▷ Röntgen-Thoraxaufnahme, eventuell Tomografie
▷ Computertomografie
▷ Bronchioskopie mit Biopsie
▷ Sputumuntersuchung auf Tumorzellen
▷ Sonografie des Abdomens zum Metastasenausschluss
▷ CT des Schädels zum Metastasenausschluss.

Therapie

Erfolgt je nach Größe des Tumors und seiner histologischen Struktur:

▷ operativ durch Lobektomie oder Pneumektomie
▷ Poly-Chemotherapie (besonders das kleinzellige Bronchialkarzinom spricht gut an)
▷ perkutane Bestrahlung (das großzellige Karzinom spricht besser auf Bestrahlung an).

Prognose

Die Heilungschancen sind abhängig von der Größe des Tumors, von der histologischen Struktur und von dem Ausmaß der Metastasierung. Bei einem großzelligen Karzinom mit guter Operabilität (Geringe Tumorgröße, keine Metastasen) liegt die 5-Jahres-Überlebensrate bei 70%.

Bei einem kleinzelligen Karzinom ist die Prognose wesentlich ungünstiger, hier liegt die Überlebenszeit trotz optimaler Behandlung nur bei 13 Monaten.

5.12 Fibrosen der Lunge (Silikose, Asbestose)

Definition

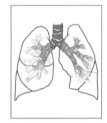

Unter Lungenfibrose versteht man eine knötchenförmige Fibrosierung des Lungengewebes durch Einatmen von quarzhaltiger Luft (Lungensilikose) oder von Asbeststaub (Lungenasbestose) über viele Jahre.

Ursache

Gefährdet sind alle Menschen, die von Berufs wegen quarzhaltige Stäube einatmen müssen. Dies sind insbesondere Arbeiter im Bergbau, bei der Erzgewinnung, in der Porzellanindustrie.

Allerdings sind die Arbeiter heute nach den Richtlinien der Berufsgenossenschaften gehalten, Atemschutzmasken zu tragen, was das Erkrankungsrisiko deutlich mindert.

Symptome

Man unterscheidet zwischen einer *akuten Silikose*, wenn sich nach kurzer aber intensiver Staubexposition Dyspnoe, Husten, Gewichtsverlust und Thoraxschmerzen einstellen und einer *chronischen Silikose*, die zunächst völlig symptomlos verläuft und erst nach Jahren kontinuierlichen Einatmens von Staub zu Husten und Belastungsdyspnoe führt.

Das abgehustete Sputum ist meist grau verfärbt (Staub).

Komplikationen können eintreten durch chronische Bronchitis, Infektanfälligkeit, Lungenemphysem sowie Lungentuberkulose.

Diagnose

▷ Röntgendiagnostik: Es zeigen sich im Röntgenbild kleine, runde Schatten, die teilweise konfluieren (Schwielen).

▷ Sputumuntersuchung, auch zum Ausschluss einer Tuberkulose
▷ Lungenfunktionsprüfung.

Therapie

▷ Beseitigung der Risikoexposition (Berufswechsel)
▷ Absolute Nikotinkarenz.

Es gibt keine kausale Therapie, nur eine Behandlungsmöglichkeit der Begleitsymptome.

Prognose

Die Prognose wird bestimmt durch die Folgekomplikationen wie z.B. Lungenemphysem.
Bei unkomplizierten Fällen besteht eine normale Lebenserwartung, wohingegen die akute Silikose meist innerhalb von Monaten oder wenigen Jahren zum Tode führt.

Anmerkung

Ein ähnliches Krankheitsbild vermittelt auch die Asbestose der Lunge, welche durch Einatmen von Asbeststaub verursacht wird und zu einer diffusen Lungenfibrose führt. Auch bei der Asbestose ist eine kausale Therapie nicht bekannt. Die Erkrankung schreitet oft noch nach Beendigung der Exposition weiter fort. Als Komplikation tritt sehr häufig ein Bronchialkarzinom hinzu.

6 Erkrankungen des Magen-Darm-Trakts

Die Erkrankungen des Magen-Darm-Trakts sind die *internistischen Erkrankungen schlechthin.*

Dennoch gibt es auch hier Spezialisierungen:
▷ *Die* Gastroenterologie *ist zuständig für die Erkrankungen des Magens und des Darms.*
▷ Diabetologen *befassen sich speziell mit dem Diabetes mellitus.*
▷ *Große Bedeutung haben* Bakteriologen *bei der Vielzahl von Infektionskrankheiten.*
▷ *Hierbei sind auch* Infektologen *und* Tropenmediziner *gefragt, wenn es sich um ausgefallene Infektionskrankheiten handelt.*

Überschneidungen mit der Chirurgie gibt es, wenn es sich um Ereignisse handelt, die eines sofortigen chirurgischen Vorgehens bedürfen, z.B. Darmperforationen.

6.1 Erkrankungen des Ösophagus

6.1.1 Ösophagus-Refluxkrankheit

Definition

Entzündung der Schleimhaut des Ösophagus. Entsteht durch Reflux sauren Mageninhalts in die Speiseröhre und tritt nur in den unteren Abschnitten der Speiseröhre auf, da diese direkt an den Magen grenzen. Bei einer chronischen Ösophagitis besteht die Gefahr, dass die betroffenen Zellen der Speiseröhre entarten.

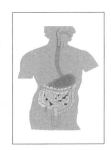

Ursache

Versagen des Verschlussmechanismus zwischen der Speiseröhre und dem Mageneingang.
Mehrere Faktoren können die Refluxösophagitis bedingen:
▷ Der untere Schließmuskel der Speiseröhre ist zu schwach.
▷ Der Durchtritt der Speiseröhre durch das Zwerchfell ist zu groß.
▷ Anatomische Besonderheiten verhindern den Verschluss des Magens nach oben. In der Schwangerschaft kommt es häufig zum Reflux des Magensaftes.

Symptome

Brennende Schmerzen hinter dem Brustbein (Sodbrennen), besonders nachts. Durch das Liegen kann der Magensaft leichter nach oben in die Speiseröhre gelangen.
Luftaufstoßen, Schluckbeschwerden und Zurückfließen von Nahrungsresten.

Diagnose

▷ durch die typischen Beschwerden
▷ Gastroskopie als Methode der Wahl
▷ gegebenenfalls Biopsien
▷ pH-Metrie durch kleine Sonde, die den Ph-Wert im Ösophagus messen kann.

Therapie

Die Therapie verfolgt zwei Ziele:
▷ Mit Medikamenten die Säureproduktion zu hemmen. Dadurch gelangt zwar immer noch Mageninhalt in den Ösophagus, aber die Entzündung bleibt aus. Diese Behandlung muss oft lebenslang erfolgen.

▷ Kann damit das Leiden nicht behoben werden, kann eine Operation helfen, die den Verschlussmechanismus am Mageneingang wieder herstellt. Dieser Eingriff kann meist mit minimal-invasiver Chirurgie durchgeführt werden.

Zuvor sind aber allgemeine Maßnahmen sinnvoll wie:
▷ Gewichtsreduktion bei Übergewicht
▷ Essen in mehreren kleineren Mahlzeiten
▷ keine Mahlzeit am späten Abend
▷ Schlafen mit hochgestelltem Kopfteil
▷ keine starken Gewürze, kein Alkohol, kein Nikotin.

Prognose

Die genannten Therapien sind erprobt und führen meistens zur Linderung oder Heilung der Beschwerden. Bei älteren Menschen wird die medikamentöse Therapie bevorzugt, bei Jüngeren mehr die Operation.

Gelingt eine Besserung der Ösophagitis durch Abstellen der Risikofaktoren oder durch eine erfolgreiche Therapie nicht, ist das Ösophaguskarzinom-Risiko deutlich erhöht.

6.1.2 Pylorusstenose

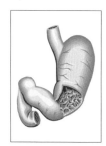

Definition

Eine Pylorusstenose (Magenausgangsstenose oder Einengung des Magenausgangs) ist eine Erkrankung, die in erster Linie bei Neugeborenen in der dritten bis fünften Lebenswoche auftritt, aber auch bei erwachsenen Patienten beobachtet werden kann.

Der Pylorus verschließt den Magen gegen den Zwölffingerdarm (Duodenum). Nur wenn sich der Pylorus öffnet, kann der Speisebrei (Chymus) in den Darm weitertransportiert werden.

Bei erwachsenen Patienten spricht man von einer *kompensierten* Pylorusstenose, wenn trotz muskulärer Hypertrophie und verstärkter Peristaltik eine ausreichende Magen-Darm-Passage noch gegeben ist und von einer *dekompensierten* Pylorusstenose, wenn es zu einer atonischen Magendilatation mit schwallartigem Erbrechen von Nahrungsresten kommt.

Ursache

Die genaue Ursache ist nicht näher bekannt. Auffällig ist eine familiäre Häufung, so dass ein bisher unklarer Erbgang angenommen wird. Knaben sind auffällig häufiger betroffen als Mädchen.

Die angeborene Hypertrophie der Pylorusmuskulatur wird als *primäre* Hypertrophie bezeichnet.

Man vermutet aber auch eine *sekundäre* Entstehung durch neuromuskuläre Störungen glattmuskulärer Hohlorgane (Achalasie).

Symptome

Schwallartiges Erbrechen bei Babys ca. eine halbe Stunde nach dem Füttern. Das Erbrochene riecht stark sauer und enthält häufig Blutfäden. Dem Erbrechen voraus geht ein starkes Würgen. In der Folge tritt durch die mangelnde Flüssigkeits- und Nährstoffzufuhr eine Reduktion des Körpergewichts mit Austrocknungserscheinungen auf. Dies führt zu einem „greisenhaftem" Aussehen der Kleinkinder. Das häufige Erbrechen führt zu einer Dehydratation u.U. gefährlichen Ausmaßes.

Diagnose

▷ Deutliche peristaltische Darmbewegungen (Hyperperistaltik) nach einer Fütterung am Bauch erkennbar.

▷ Laborchemisch zeigt sich eine Übersäuerung (Azidose) des Blutes.

▷ In Zweifelsfällen Röntgenkontrastaufnahme des Magen-Darm-Kanals.

Das klinische Bild ist aber so typisch, dass sich meistens diagnostische Maßnahmen erübrigen.

Therapie

▷ Häufig kleinere Mahlzeiten. Führt jedoch nicht immer zum Erfolg und ist recht langwierig.

▷ In schweren Fällen Operation, bei der die verdickten Muskelbänder durchtrennt werden und so der Magenpförtner erweitert wird. Damit ist die Passage erleichtert.

Prognose

Unbehandelt kann die Krankheit zum Tode führen. Wird die konservative Therapie bevorzugt, sollte streng auf den Wasser-, Elektrolyt- und Säure-Basen-Haushaltes geachtet werden.

Bei einer frühzeitigen Operation ist die Prognose gut. Bei konservativem Vorgehen hängt sehr viel von der Geduld der Mutter ab.

6.1.3 Speiseröhrenkrebs

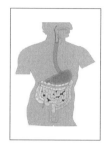

Definition

Bösartiger Tumor der Speiseröhre. Wie alle bösartigen Tumoren ist der Speiseröhrenkrebs dadurch gekennzeichnet, dass er in das angrenzende Gewebe hineinwächst. Metastasen entstehen vor allem in den Lymphknoten, in der Leber, in der Lunge, in den Knochen und im Gehirn.

Ursache

Fast alle Zellen unseres Körpers müssen regelmäßig ersetzt werden. Für Zellteilung und Zellwachstum sind Gene verantwortlich, die diesen Prozess steuern. Manche der wachstumskontrollierenden Gene können sich jedoch verändern, d.h. sie mutieren. Die Mutation führt schließlich zu Fehlfunktion der Gene, das Zellwachstum gerät außer Kontrolle. Verändern sich zwei, drei oder noch mehr Gene in einer Zelle, löst das ein bösartiges Wachstum aus, wodurch Blutgefäße, Nerven und anderes Körpergewebe befallen und geschädigt werden.

Als Auslöser gelten:
▷ hochprozentiger Alkohol
▷ Rauchen
▷ sehr heiße und scharf gewürzte Speisen
▷ Säure, die ständig aus dem Magen zurückfließt (Reflux).

Es gibt verschiedene Arten von Speiseröhrenkrebs, je nachdem aus welchem Gewebe er hervorgeht.
▷ *Plattenepithelkarzinom:* Hierbei handelt es sich um bösartige Neubildung der Schleimhaut, welche die Speiseröhre auskleidet.
▷ *Adenokarzinom:* Beim Adenokarzinom beginnt das Drüsengewebe zu bösartig wuchern.
▷ *Bösartige Lymphome:* Dabei geht die Wucherung von den Zellen des lymphatischen Gewebes aus.

Symptome

Das Hauptsymptom ist die Schluckstörung (Dysphagie). Anfangs hat der Patient Schwierigkeiten, feste Speisen zu schlucken. Später fällt ihm auch das Trinken schwer. Grund hierfür ist die Verengung der Speiseröhre, die das Karzinom hervorruft. Schmerzen treten nur selten auf.

Diagnose

▷ Spiegelung der Speiseröhre (Ösophagoskopie)
▷ Entnahme von Gewebsproben (Biopsien) zur histologischen Absicherung
▷ Röntgenuntersuchung mit Kontrastmittel (Breischluck).

Therapie

Ziel jeder Behandlung ist die Wiederherstellung der Schluckfähigkeit. Die einzige Möglichkeit mit einer Heilungschance ist die operative Entfernung der Speiseröhre. Der Ersatz wird meist durch den hochgezogenen Magen gebildet oder durch Verpflanzung eines Stück Dickdarms. Bei fortgeschrittenen Fällen, bei denen eine totale Entfernung des Tumors nicht mehr möglich ist, wird eine Plastikröhre (Tubus) eingesetzt, um die Passage der Nahrung zu ermöglichen. Chemotherapie und Bestrahlung sind die Therapien erster Wahl im fortgeschrittenem Stadium der Krankheit.

Prognose

Die 5-Jahres-Überlebensrate liegt nur bei 15%. Wesentlich ist es daher, dem Patienten eine gute Lebensqualität zu sichern, indem die Schluckfunktion wieder hergestellt wird.

6.2 Erkrankungen des Magens

6.2.1 Ulcus ventriculi et duodeni

Definition

Eine Entzündung der Schleimhaut des Magens wird als eine *akute* oder – je nach Verlauf – als eine *chronische Gastritis* bezeichnet. *Schleimhautdefekte* werden *Erosion* oder erosive Gastritis genannt. Reicht der Defekt bis in die Lamina muscularis hinein, spricht man von einem *Ulkus*. Ein Ulkus ist also nicht nur ein Defekt der Mukosa, sondern er reicht tiefer, bis in die Muskularis. Je tiefer der Prozess geht, um so eher kann es

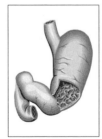

zu einer Gefäßeröffnung kommen (→ blutendes Ulkus), mit zum Teil erheblichen arteriellen Blutungen in den Magen. Im Extremfall kommt es zu einem Magendurchbruch (Perforation des Ulkus).

Alle beschriebenen Veränderungen können sowohl im Magen wie auch im Zwölffingerdarm ablaufen. Je nach Lokalisation werden sie als *Ulcus ventriculi* oder als *Ulcus duodeni* bezeichnet.

Männer sind von gastroduodenal Geschwüren häufiger betroffen als Frauen. Das Ulcus duodeni ist viermal häufiger als das Ulcus ventriculi.

Ursache

Kommt es zu einem Ungleichgewicht zwischen protektiven und aggressiven Schleimhautfaktoren, kann die Magensäure, die bei den meisten Ulkuspatienten erhöht ist, die Schleimhaut schädigen. Eine Infektion des Magens oder des Duodenums, aber auch verschiedene Medikamente können zu diesem Ungleichgewicht beitragen.

Ein besonderer Risikofaktor ist die Infektion mit *Bacterium helicobacter pylori*. Bei 75% der Magengeschwüre und 95% der Zwölffingerdarmgeschwüre kann dieses Bakterium nachgewiesen werden. Die Infektion führt zunächst zu einer Schleimhautentzündung (chron. Gastritis). Wenn dann zusätzliche Risikofaktoren wie z.B. Medikamente oder Rauchen hinzukommen, entsteht ein Magen- oder Zwölffingerdarmgeschwür.

Auch Patienten ohne Bacterium helicobacter können Geschwüre bekommen, z.B. bei übermäßiger Einnahme von Schmerzmitteln oder entzündungshemmenden Medikamenten. Auch psychische Einwirkungen können eine Rolle spielen, zum Beispiel Stress oder Nervosität.

Symptome

Unterschiedlich bei Magen- oder Zwölffingerdarmgeschwüren:
▷ Magenulkus: Schmerzen treten hauptsächlich nach dem Essen auf oder unabhängig davon.
▷ Duodenalulkus: Typisch ist der Nüchternschmerz oder Nachtschmerz. Der Schmerz bessert sich nach Nahrungsaufnahme.

Beide Geschwüre verursachen drückende Schmerzen und Appetitlosigkeit.

Häufigste Komplikation ist die Blutung aus dem Ulkus. Blutungen werden in Form von Teerstühlen sichtbar, die dadurch entstehen, dass die Magensäure das Blut schwarz verfärbt (Hämatinbildung). Massive Blutungen führen zum Bluterbrechen (Hämatemesis).

Eine schwerwiegende Komplikation ist der Durchbruch des Geschwürs durch alle Wandanteile. Dabei tritt der saure Mageninhalt vermischt mit Nahrungsresten in die freie Bauchhöhle über, was zu einer Peritonitis mit stärksten Schmerzen führt.

Diagnose

Bei Verdacht Durchführung einer Gastroskopie. Genauerer Begriff: Ösophago-Gastro-Duodenoskopie), da gleichzeitig der Ösophagus und das Duodenum inspiziert werden. Um einen malignen Prozess auszuschließen, empfiehlt es sich, gleichzeitig eine Biopsie vorzunehmen.

Therapie

Die Behandlung ist abhängig davon, ob Bact. helicobacter nachgewiesen wurde oder nicht. Ist das Bakterium nachgewiesen, erfolgt eine Chemotherapie bei gleichzeitiger Gabe von Antacida (säurebindenden Medikamenten).
Entscheidend ist weiterhin, dass alle Risikofaktoren ausgeschaltet werden. Nikotin- und Alkoholabstinenz, Nahrungsumstellung und Vermeidung von bestimmten Medikamenten.
Eine Magenblutung kann evtl. bei der Gastroskopie durch Applikation eines Eiweißklebstoffes in das Ulkus gestillt werden. Bei Magendurchbruch ist eine sofortige Operation unumgänglich.

Prognose

Die medikamentöse Therapie zur Hemmung der Säureproduktion hat die Heilungsraten deutlich verbessert. Durch die Erkenntnis, dass in der Mehrzahl der Fälle das Bacterium helicobacter die Ursache ist, konnten die Heilchancen durch die Gabe von Antibiotika zusätzlich erhöht werden.

6.2.2 Magenkrebs

Definition

Magenkrebs ist eine bösartige Neubildung bestimmter Zellen des Magens. Meistens sind die magensaftbildenden Zellen (Belegzellen) betroffen. Man spricht dann von einem *Adenokarzinom*. Seltener sind lymphatische Zellen betroffen. Man spricht dann von einem *Lymphom*. *Sarkome*, also bösartige Tumoren der Muskelzellen oder Bindegewebszellen, sind im Magen relativ selten.

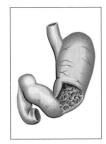

Wie alle anderen bösartigen Tumoren kann auch das Magenkarzinom in angrenzende Organe einwachsen. Metastasen entstehen hauptsächlich in der Leber.

Obwohl das Magenkarzinom in letzter Zeit seltener geworden ist, ist es dennoch immer noch eine der häufigsten Krebsformen sowohl bei Frauen als auch bei Männern.

Ursache

Zur Zeit werden verschiedene Ursachen für die Entstehung diskutiert. Erbliche Faktoren spielen hier sicher eine Rolle. Aber auch Rauchen und Alkohol spielen eine große Rolle bei der Entstehung des Magenkarzinoms. Ein sicherer Entstehungsfaktor ist aber wie bei vielen anderen bösartigen Tumoren noch nicht bekannt.

Symptome

Am Anfang kaum Beschwerden. Druck im Oberbauch, Widerwillen gegen bestimmte Speisen wie z.B. Fleisch sind oft die einzigen Symptome.

Schmerzen verursacht ein Magenkarzinom zunächst nicht. Gewichtsabnahme und Schluckstörungen treten eher später auf. Gelegentlich bluten die Karzinome leicht. Mitunter erbricht der Patient auch Blut oder sein Stuhl ist schwarz gefärbt (Teerstuhl).

Diagnose

Bei Erbrechen von Blut oder Teerstühlen erfolgt meist eine Magenspiegelung (Gastroskopie) mit Biopsie.

Therapie

Die einzige Therapie mit Heilchancen besteht in der operativen Entfernung des Magens. Chemotherapie und Strahlentherapie haben sich als wenig effektiv erwiesen. Bei der Operation wird ein Ersatzmagen meist aus einer Dünn- oder Dickdarmschlinge gebildet.

Prognose

Im Frühstadium gute Prognose nach der Operation. Spätere Stadien und besonders Karzinome, die bereits Metastasen gebildet haben, sind prognostisch eher als schlecht einzustufen. Ein festes Nachsorge-Programm existiert nicht, die Nachsorge sollte sich an den Symptomen orientieren.

6.3 Erkrankungen des Darms

6.3.1 Diarrhö

Definition

Durchfall ist ein Symptom, weniger eine Erkrankung. Man versteht unter Diarrhö das Absetzen von ungeformten oder sogar flüssigen Stühlen. Gleichzeitig ist die Zahl der Stuhlentleerungen und die Menge erhöht (mehr als dreimal täglich, mehr als 250 g täglich).

Eine Diarrhö kann bei gesundem Magen-Darm-Kanal bereits auftreten bei:
▷ Beschleunigung der Passage (z.B. durch Abführmittel). Durch die Beschleunigung der Passage reicht die Zeit zu einer genügenden Wasserresorption nicht aus.
▷ durch ungenügende Resorptionsleistung der Darmschleimhaut
▷ durch erhöhte Absonderung von Verdauungssekreten flüssiger oder schleimiger Art.

Dauert der Durchfall nur kurz, spricht man von einer akuten Diarrhö, dauert er länger als zwei Wochen, spricht man von einer chronischen Diarrhö. Bei gesunden Erwachsenen sind Durchfälle, die nur wenige Tage dauern, meist harmlos.

Ursache

Der *akute Durchfall* entsteht sehr häufig durch Aufnahme von mit Bakterien kontaminierten Nahrungsmitteln.
▷ Bakterien, besonders Staphylokokken, Streptokokken, Enterokokken und auch Salmonellen, bilden in verunreinigten Lebensmitteln Giftstoffe, die den Magen-Darm-Trakt angreifen. Die Giftstoffe zeigen ihre Wirkung bereits nach Stunden.
  Bekannt ist der sog. „Reisedurchfall", der durch Bakterien, meist Kolikeime, seltener durch Viren oder Parasiten entsteht.

Auch durch *Medikamente* können Durchfälle entstehen:
▷ Viele Patienten neigen zu Durchfällen bei der Einnahme von Antibiotika.

Es gibt *Nahrungsmittelunverträglichkeiten*:
▷ Etwa 10% der Europäer leiden unter einer Laktoseintoleranz. Diesen Menschen fehlt das Enzym Laktase, das die Verdauung von Milchprodukten

ermöglicht. Die unverdauten Milchbestandteile verursachen einen akuten Durchfall.

Auch vom Blut ausgehend können Diarrhöen erzeugt werden:
▷ Bakterientoxine und toxisch wirkende Eiweißzerfallsprodukte bei akuten Infektionskrankheiten (Pneumonie, Sepsis, Typhus, Paratyphus) gelangen in die Darmwand und verursachen eine gesteigerte Peristaltik und Sekretion.
▷ Auch andere Gifte gelangen vom Blut aus an die Darmwand und rufen dort eine Entzündung hervor, die zu Diarrhöen führt (z.B. Quecksilberintoxikation).

Die wichtigsten Ursachen für einen *chronischen Durchfall* sind:
▷ Reizdarm-Syndrom. Infolge einer psychischen Erregung gelangt der Reiz über den Nervus vagus zum Darm und führt zu einer gesteigerten Peristaltik.
▷ Chronische Darmentzündung wie Colitis ulcerosa und Morbus Crohn
▷ chronische Darminfektionen durch Amöben, Lamblien und Clostridien
▷ Schistosomiasis (Bilharziose)
▷ Missbrauch von Laxantien.

Symptome

Die Konsistenz der Stühle kann wässrig, breiig, fettig (grau, stinkend, ölig) oder blutig sein. Zusätzlich treten heftige kolikartige Darmkrämpfe (Tenesmen) auf. Begleitet ist das Ganze von Appetitlosigkeit, Übelkeit und Erbrechen.
Heftiges, länger anhaltendes Erbrechen kann zu einer Exsikkose führen

Diagnose

▷ Untersuchung des Stuhles auf Erreger
▷ Blutuntersuchung auf Entzündungszeichen
▷ bei Patienten die in den Tropen waren, Untersuchung auch auf Typhus, Cholera, Amöbenruhr, Lambliasis oder Schistosomiasis.
Die Diagnostik bei chronischer Diarrhö schließt auch eine Spiegelung des Magen-Darmkanals mit ein sowie evtl. eine Computertomografie des Abdomens.

Therapie

Bei *akutem Durchfall:*
▷ Behandlung der Beschwerden, da der akute Durchfall meistens nach kurzer Zeit von allein vergeht.
▷ Wichtig ist eine ausreichende Zufuhr von Flüssigkeit und Elektrolyten.

▷ krampflösende Mittel helfen bei kolikartigen Schmerzen
▷ Antibiotika bei Nachweis von Bakterien
▷ bei Laktose-Intoleranz Vermeidung von Milchprodukten
▷ Medikamente, die den akuten Durchfall stoppen, sind nur sinnvoll, um den gefährlichen Wasserverlust zu bremsen.

Bei *chronischem Durchfall:*

▷ Aufklärung der möglichen Ursache und Behandlung der Grundkrankheit.

Prognose

Ein massiver oder länger anhaltender Durchfall mit starkem Flüssigkeitsverlust kann zum Kreislaufkollaps mit Nierenversagen führen. Besonders gefährdet sind Kleinkinder und ältere, resistenzgeschwächte Patienten.

6.3.2 Obstipation

Definition

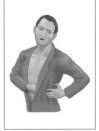

Wie auch schon die Diarrhö, so ist auch die Verstopfung keine Krankheit, sondern ein Symptom. Obstipation wird definiert als ein zu harter, zu seltener und zu geringvolumiger Stuhlabgang.

Die normale Stuhlfrequenz variiert von Mensch zu Mensch ganz außerordentlich von dreimal täglich bis dreimal wöchentlich. Hat ein Patient weniger als dreimal Stuhlgang pro Woche und ist die Menge geringer als 35 g/Tag spricht man von einer Verstopfung. Der Stuhl ist dabei meist hart und die Entleerung schwierig. Das dauerhafte verstärkte Pressen bei der Defäkation kann zur Ausbildung von Hämorrhoiden führen.

Man spricht von der *primären, chronischen oder habituellen Obstipation*, wenn sich keine morphologischen Veränderungen am Darm finden lassen. Als *sekundär* wird die Obstipation bezeichnet, wenn sie auf mechanisch oder nervös bedingte Veränderungen des Verdauungstraktes zurückzuführen ist. Hierbei spielen oft schon Veränderungen in der Lebensweise eine entscheidende Rolle (Diät, Medikamente).

Ursache

Für die *primäre* (habituelle) Obstipation:

▷ Am häufigsten sind funktionelle Störungen des Darmes, bedingt durch eine zu geringe Flüssigkeitszufuhr, zu wenig Ballaststoffe und körperliche Bewegung.

Weitere Ursachen sind:
▷ Stress
▷ nervöse Irritation der Darmperistaltik

Für die *sekundäre* Obstipation:
▷ Darmerkrankungen wie Dickdarm- oder Mastdarmkrebs
▷ Stoffwechselerkrankungen von Seiten der Schilddrüse (Hypothyreose)
▷ Medikamente
▷ langjähriger Gebrauch von Abführmitteln führt nach Absetzen häufig zu Verstopfung.
▷ während der Schwangerschaft
▷ Durch eine Ernährungsumstellung im Urlaub kann es vorübergehend zu Verstopfungen kommen.

Symptome

Wegen des harten Stuhles kommt es häufig zu Schmerzen beim Stuhlgang. Die Angst vor Schmerzen kann zu einer Unterdrückung des Defäkationsreizes führen. Dies bedeutet wiederum eine Verschlimmerung der Verstopfung. Die unzureichende Stuhlentleerung führt zu Völlegefühlen mit aufgetriebenem Abdomen (Blähbauch).

Diagnose

▷ Anamnese über Stuhlfrequenz, Stuhlbeschaffenheit, Schmerzen beim Stuhlgang und Dauer der Verstopfung
▷ Rektoskopie
▷ Ausschluss anderer wichtiger Darmerkrankungen wie Dickdarm- oder Rektumkarzinom
▷ Ultraschalluntersuchung des Abdomens.

Therapie

Die Therapie besteht in erster Linie in einer angemessenen Beratung.
In Abhängigkeit von der Ursache wird empfohlen:
▷ ballaststoffreiche Ernährung
▷ ausreichende Flüssigkeitszufuhr (mindestens zwei Liter pro Tag)
▷ regelmäßige Bewegung
▷ Eine medikamentöse Behandlung sollte nie ohne Rücksprache mit dem Arzt erfolgen.
▷ Eine ernsthafte Erkrankung muss ausgeschlossen sein.

Prognose

Eine habituelle Obstipation kann im Allgemeinen durch körperliche Bewegung, einen entsprechenden Speiseplan und ausreichende Flüssigkeitszufuhr beseitigt werden. Sollte die Verstopfung dennoch bestehen bleiben, muss der Arzt aufgesucht werden.

Langdauernde Verstopfung erhöht das Risiko zur Entstehung von
▷ Hämorrhoiden
▷ Analfissuren
▷ Divertikeln mit anschließender Divertikulitis.

6.3.3 Salmonellen-Enteritis, Typhus, Paratyphus (TPE-Gruppe)

Salmonellen-Enteritis

Vorbemerkung

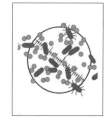

Salmonellen sind gramnegative Stäbchen, die zu der Familie der Enterobacteriaceae gehören. Der Name leitet sich ab von dem amerikanischen Bakteriologen E. Salmon (1850–1914). Früher wurden die Salmonellen auch zusammengefasst unter der Bezeichnung *Typhus-Paratyphus-Enteritis-Gruppe*. Obwohl es mehr als 2000 Varianten gibt, sind für den Menschen hauptsächlich diese drei Gruppen pathogen. Krankheiten, die durch Salmonellen verursacht werden, nennt men *Salmonellosen*.

Definition

Die Salmonellen Enteritis ist eine Infektion des Magen-Darm-Traktes, die nach dem Verzehr von kontaminierten Nahrungsmitteln auftritt.

Ursache

Da die Salmonellosen im Tierreich weit verbreitet sind, kann es beim Verzehr von Fleisch, Eiern und anderen Tierprodukten leicht zu einer Infektion kommen, wenn gewisse hygienische Grundregeln nicht befolgt werden. Auf kontaminierten Lebensmitteln vermehren sich die Keime schon bei Zimmertemperatur.
In Ländern, in denen mangelhafte hygienische Verhältnisse herrschen, erfolgt die Übertragung am häufigsten durch Wasser. In den Industrienationen dagegen hauptsächlich durch Nahrungsmittel. Fliegen können die Keime vom Stuhl auf

Nahrungsmittel übertragen. Vielfach sind infiziertes Fleisch – hier vor allem Geflügel – rohe Milch, Eier und Eierspeisen Träger von Salmonellen.

Vom Magen-Darm-Trakt wandern die Salmonellen über die Lymphgefäße in die Blutbahn. Eine große Anzahl wird über den Stuhl und den Urin wieder ausgeschieden.

Es gibt auch Personen, die mit Salmonellen infiziert sind und keine Symptome zeigen. Auch diese Menschen scheiden Salmonellen über den Stuhl und Urin aus, sind also *Dauerausscheider.*

Symptome

Die Infektion mit Enteritis-Salmonellen führt zu einer Entzündung des Dünndarms und damit zu den Hauptsymptomen:

▷ Fieber
▷ Erbrechen
▷ Tenesmen
▷ wässrige Durchfälle.

Die Inkubationszeit beträgt in Abhängigkeit von der Keimzahl 12–48 Stunden.

Diagnose

Kultureller Keimnachweis im Stuhl und Blut. Ein serologischer Nachweis ist nicht möglich.

Therapie

In erster Linie symptomatisch. Antibiotika nur bei schwerem Verlauf (Gyrasehemmer)

Typhus und Paratyphus (A, B, C)

Definition

Typhus und Paratyphus sind Infektionen mit Salmonella typhi und Salmonella paratyphi. Während die Enteritis-Salmonellen weit verbreitet sind, ist das Keimreservoir für S. typhi und S. paratyphi nur beim Menschen zu finden.

Der Verlauf des Paratyphus ist meist milder (typhoid) als beim Typhus.

Ursache

Aufnahme der Erreger erfolgt durch kontaminierte Nahrungsmittel und verseuchtes Trinkwasser. Gehäuft in Krisengebieten und nach Naturkatastrophen (Überschwemmungen, Erdbeben) mit endemischen und epidemischen Verlauf. Die Inkubationszeit beträgt im Durchschnitt 10 Tage.

Symptomatik

▷ Langsamer Fieberanstieg in den ersten drei Tagen bis auf 40°C, für drei bis vier Wochen anhaltend
▷ Kopfschmerzen, Bradykardie, Benommenheit (typhöse Somnolenz)
▷ Leibschmerzen mit Durchfall (erbsbreiartige Stühle)
▷ Exanthem (Roseolen) am Körperstamm.

Diagnose

▷ Stuhl- und Blutuntersuchen zum Keimnachweis (im Stuhl erst ab der zweiten Woche möglich)
▷ ab der dritten Woche serologischer Nachweis (Widal) möglich
▷ Leukopenie.

Jede Salmonelleninfektion, Typhus und Paratyphus, auch schon der Verdacht, müssen dem Gesundheitsamt gemeldet werden. Genauso meldepflichtig ist der Tod eines Menschen durch Salmonelleninfektion.

Personen, die in Schulen, Kindergärten oder sonstigen Gemeinschaftseinrichtungen arbeiten oder in Lebensmittelbetrieben tätig sind, dürfen schon bei einem Verdacht auf eine Salmonelleninfektion nicht mehr beschäftigt werden.

Therapie

▷ Antibiotika (Gyrasehemmer)
▷ reichlich Flüssigkeitszufuhr und Elektrolytinfusion
▷ Therapie zur Herz-und Kreislaufunterstützung.

Prophylaktische Maßnahmen

▷ Auftauwasser von gefrorenem Geflügel und Gefrierfleisch sollte nicht mit anderen Lebensmitteln in Kontakt kommen.
▷ Geflügel, Fleisch und Fisch gut durchbraten. Hackfleisch ist noch am Tag der Herstellung zu verbrauchen.
▷ Sofortiges Verbrauchen von Speisen, die rohes Ei enthalten.
▷ Obst und Gemüse gut abwaschen oder schälen
▷ In südlichen Ländern Trinkwasser abkochen oder besser durch Mineralwasser ersetzen (auch zum Zähneputzen!).

Prognose

Bei allen drei oben erwähnten Formen der Salmonellenerkrankung können folgende Komplikationen auftreten:
▷ Darmblutungen
▷ Darmgeschwüre bis hin zum Darmdurchbruch als lebensgefährliche Komplikation
▷ Lungenentzündung
▷ Gallenblasenentzündung
▷ Hepatitis
▷ Myokarditis.

Durch eine entsprechende Therapie heilt eine Salmonellen-Erkrankung in den meisten Fällen ohne Komplikationen aus.

6.3.4 Morbus Crohn

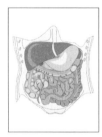

Definition

Morbus Crohn ist eine chronische, schubweise verlaufende Entzündung aller Schichten der Darmwand. Die Krankheit betrifft bei 30% der Patienten den letzten Teil des Dünndarms (Ileum), bei 25% der Patienten den Dickdarm (Kolon) und bei 45% beide Darmabschnitte gleichzeitig. Aber auch andere Bereiche des gesamten Magen-Darm-Traktes können befallen sein.

In mancher Hinsicht ähnelt M. Crohn der manchmal nur schwer zu unterscheidenden Colitis ulcerosa (s. Kap. 6.3.5) (chronische Dickdarmentzündung), die jedoch auf den Dickdarm beschränkt ist.

Der Morbus Crohn ist bis heute nicht heilbar, man kann nur die Beschwerden lindern.

Ursache

Bis heute nicht restlos geklärt. Vermutet werden erbliche, infektiöse, psychische und vor allem aber wahrscheinlich immunologische Faktoren.

In den befallenen Darmabschnitten sind alle Schichten der Darmwand betroffen, wobei zwischen den Entzündungsherden aber auch immer wieder gesunde Abschnitte liegen. Wenn die erkrankten Regionen abheilen, bleiben Narben zurück, die den Darm einengen.

Diese Abschnitte können wiederholt Darmverschlüsse verursachen. Zusätzlich können sich abgekapselte Eiterherde und sogar Fistelgänge zu anderen Darmabschnitten und benachbarten Organen wie Blase und Bauchdecke bilden. Die entzündeten Darmabschnitte fallen für die Aufnahme von Nahrungsmitteln vollständig aus.

Symptome

Der M. Crohn verläuft entweder chronisch, d.h. die Beschwerden dauern über längere Zeit an oder verlaufen schubweise mit beschwerdefreien Intervallen. Dann verschwinden die Symptome vollständig, treten aber nach einer bestimmten Zeit wieder auf.

Je nach Ausbreitung der Krankheit im Darm sind die Beschwerden unterschiedlich:

▷ Durchfall (drei- bis sechsmal am Tag), meist ohne Blutbeimengung
▷ Schmerzen im rechten Unterbauch wie bei einer Appendizitis
▷ leichtes Fieber
▷ Appetitlosigkeit
▷ allgemeines Krankheitsgefühl
▷ Beschwerden auch außerhalb des Verdauungssystems. 25% der Patienten leiden unter Gelenksentzündungen.
▷ Hautveränderungen wie Erythema nodosa, Aphthen (wunde Stellen in der Mundschleimhaut), Augenentzündungen.

Diagnose

In 40% sind Fisteln im Analbereich die ersten Anzeichen.

Hinzu treten Bauchschmerzen, Durchfälle und Gewichtsabnahme. Rezidivierende Vereiterungen im Unterleib und am Darm sind Hinweise.

Um die Verdachtsdiagnose zu sichern erfolgen:

▷ Darmspiegelung (Ileoskopie und Koloskopie mit Biopsie)
▷ Röntgenuntersuchung mit Kontrastmittel
▷ Blutuntersuchung auf Entzündungsparameter
▷ Stuhluntersuchung auf Bakterien.

Therapie

Am wichtigsten ist eine Ernährungsumstellung, damit ein möglicher Mangel an Vitaminen, Eiweiß, Eisen und anderen Nährstoffen ausgeglichen werden kann. Während des akuten Schubes lindert eine ballastfreie Kost (Astronautennahrung) die Beschwerden. Bei besonders schweren Beschwerden muss eine parenterale Tropfernährung erfolgen.

Da die Ursache des M. Crohn nicht hinreichend bekannt ist, können meist nur die Entzündungszustände und Beschwerden verringert werden. Oft lässt sich medikamentös über eine gewisse Zeit auch ein Rückfall vermeiden.

Medikamentöse Behandlungsmöglichkeiten:
▷ Kortison als das wichtigste Medikament während eines akuten Schubes. Die Applikation erfolgt lokal als Zäpfchen oder Kortison-Einläufe.
▷ Antikörper: für Problemfälle gibt es für manche Patienten ein neues entzündungshemmendes Medikament (TNF-Antikörper, TNF = Tumor-Nekrose-Faktor). Dieser Stoff bindet Botenstoffe (Zytokine) zwischen den Entzündungszellen und verhindert so eine Ausbreitung der Entzündungsreaktion.
▷ Antibiotika kommen nur bei Fistelbildungen und Abszessen in Betracht.

Operative Eingriffe:
Trotz der konservativen Behandlungsmöglichkeiten ist innerhalb der ersten zehn Krankheitsjahre bei 80% der Patienten ein chirurgischer Eingriff nötig. Bei vielen muss der Eingriff wiederholt werden.
▷ Verengte Stellen im Darm werden mit einem Ballon aufgedehnt.
▷ Fisteln werden geschlossen, Abszesse müssen inzidiert werden.
▷ Bei schwerwiegenden Fällen müssen oft ganze Darmabschnitte entfernt werden. Dies kann dann zu Resorptionsstörungen führen.

Prognose

Für M. Crohn gibt es zur Zeit noch keine Heilung. Es können lediglich die Beschwerden gelindert werden. Oft gibt es lange beschwerdefreie Phasen bis sich die Krankheit wieder meldet. Bei richtiger Behandlung hat die Mehrzahl der Patienten eine normale Lebenserwartung.

6.3.5 Colitis ulcerosa

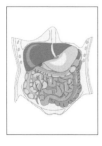

Definition

Chronische, schubweise verlaufende Entzündung des Dickdarms. Betroffen sind vor allem die oberflächlichen Schleimhautschichten in denen Geschwüre entstehen können, die leicht bluten.
In mancher Hinsicht ähnelt die Colitis ulcerosa dem M. Crohn, der überwiegend im Dünndarm auftritt aber auch den Dickdarm befallen kann. In vielen Fällen sind die beiden Krankheitsbilder schwer zu unterscheiden.

Colitis ulcerosa ist eine schwere Erkrankung. Auch wenn in den beschwerdefreien Phasen ein normales Leben möglich ist, ist der akute Schub nicht nur schmerzhaft, sondern er zwingt auch oft zur Bettruhe und manchmal sogar zum Krankenhausaufenthalt.

Die Krankheit erhöht das Risiko für ein Kolonkarzinom.

Ursache

Ähnlich wie beim M. Crohn ist die eigentliche Ursache noch nicht geklärt. Vermutet wird, dass erbliche, infektiöse und psychische Faktoren zusammenwirken. Wahrscheinlich spielt eine Fehlfunktion des Immunsystems in der Auseinandersetzung mit den Bakterien der Darmflora die entscheidende Rolle.

Bei allen Patienten ist in erster Linie der Enddarm befallen. Von dort kann sich die Erkrankung unterschiedlich weit über den ganzen Dickdarm erstrecken. In 85% verläuft die Entzündung chronisch und schubweise. Nach gesunden Zeiten, die auch Jahre andauern können, erfolgt ein Rückfall. 10% der Patienten haben keinen beschwerdefreien Zeitabschnitt. Ganz selten beginnt die Colitis ulcerosa dramatisch aus bester Gesundheit heraus und ist dann besonders gefährlich, weil viele Komplikationen auftreten können.

Symptome

Je weiter die Erkrankung fortgeschritten ist und je weiter sie sich ausgedehnt hat, desto heftiger können folgende Beschwerden ausgeprägt sein:

▷ blutige Durchfälle (bis zu 20-mal pro Tag), teilweise mit Eiterbeimengung
▷ durch den Blutverlust → Anämie, zu massive Blutungen können lebensbedrohlich sein.
▷ kolikartige Bauchschmerzen
▷ Gewichtsabnahme
▷ selten: Gelenkentzündungen, Augenentzündungen
▷ Eine gefürchtete, wenn auch seltene Komplikation der Colitis ulcerosa ist das toxische Megakolon: Die Schäden in der Darmwand führen zu Darmlähmungen, der Dickdarm bläht sich auf, der Körper reagiert wie bei einer Vergiftung mit Fieber und Abwehrvorgängen. Hinzu kommt meistens eine Bauchfellentzündung mit der Gefahr einer Perforation.

Diagnose

▷ Die Methode der Wahl ist eine Darmspiegelung evtl. mit Biopsie.
▷ Blutuntersuchungen geben Hinweise, wie stark die Entzündung ausgeprägt ist.

▷ Sonografie des Bauchraumes

▷ bakteriologische Untersuchung des Stuhls.

Therapie

Weil die Ursachen der Colitis ulcerosa noch nicht hinreichend bekannt sind, kann sie noch nicht ursächlich behandelt und geheilt werden. Durch entzündungshemmende Maßnahmen kann aber ein Krankheitsschub abgemildert, und die Zeitabschnitte zwischen Schüben können verlängert werden.

Prognose

Wenn die Erkrankung auf den Enddarm und auf den unteren Teil des Dickdarm beschränkt ist, haben die Patienten eine gute Prognose und eine normale Lebenserwartung. Die Lebenserwartung ist eingeschränkt, wenn sich ein Darmkarzinom entwickelt.

Das Risiko, Dickdarm- oder Mastdarmkrebs zu bekommen, steigt nach zehn Jahren Krankheitsverlauf um das Vier- bis Zehnfache im Vergleich zur normalen Bevölkerung an. Um einen Krebs frühzeitig zu erkennen, sollten nach dem achten Krankheitsjahr jährlich Darmspiegelungen mit Gewebsentnahmen durchgeführt werden.

6.3.6 Ileus

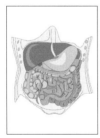

Definition

Ein Ileus ist der Verschluss des Dünn- oder Dickdarms. Er führt zu einer lebensbedrohlichen Situation und macht deshalb in den meisten Fällen eine sofortige Operation erforderlich.

Man unterscheidet:

▷ komplette Unterbrechung der Darmpassage = Ileus (Darmverschluss)

▷ inkompletter Verschluss der Darmpassage = Subileus.

Ist die Durchgängigkeit des Darmes teilweise oder komplett behindert, kann der Nahrungsbrei nicht weiter transportiert werden und es kommt zu einem Stau vor dem Passagehindernis.

Ursache

Es werden drei Ursachen unterschieden:

▷ mechanischer Ileus durch eine Be- oder Verhinderung der Darmpassage von innen oder außen (Strangulationsileus; Invagination)

▷ paralytischer Ileus, dynamische Störung oder Lähmung der Darmmuskulatur
▷ gemischter Ileus, Kombination von beiden genannten Ursachen.

Symptome

Die Symptome können sich je nach Art des Ileus unterscheiden. Am auffälligsten ist ein schmerzhafter, stark aufgeblähter Leib. Auskultatorisch hört man sog. „plätschernde Geräusche" (Subileus) oder keine Darmgeräusche („Grabesstille" beim paralytischen Ileus). Je nachdem in welchem Darmabschnitt der Verschluss sich befindet, gehen weder Blähungen noch Stuhlgang ab. Häufig kommt es zum „Koterbrechen".

Diagnose

Eine Röntgenübersichtsaufnahme des Abdomens im Stehen gibt Aufschluss über die Lokalisation des Verschlusses. Oralwärts sind die Darmschlingen gas- und flüssigkeitsgefüllt mit sogenannter Spiegelbildung, die nachfolgenden Darmabschnitte erscheinen leer. Beim paralytischen Ileus ist der gesamte Darm aufgebläht und mit Flüssigkeit gefüllt.

Therapie

Beim paralytischen Ileus wird versucht, mit konservativen Maßnahmen die Peristaltik wieder anzuregen. Dabei muss ein mechanischer Ileus mit Sicherheit ausgeschlossen sein.
Der Ort des Verschlusses spielt eine Rolle bei der Entscheidung, ob sofort operiert werden muss, oder ob man zunächst konservativ vorgehen kann.
Bei Dickdarmileus ist im Allgemeinen eine sofortige Operation erforderlich.

Konservative Therapie
▷ Magensonde, über die der gestaute Magen- und Darminhalt abgesaugt wird
▷ Ersetzen des Flüssigkeits- und Elektrolytverlustes durch Infusionen
▷ Medikamente zur Anregung Darmperistaltik.

Operative Therapie
▷ Ein Strangulationsileus oder mechanischer Ileus, aber auch ein Kolonileus bedürfen der sofortigen Operation, da sonst eine Perforation des gestauten und überblähten Darmes mit all den lebensbedrohlichen Folgen befürchtet werden muss.

Prognose

Bei einer Gesamtsterblichkeit von bis zu 25% ist die Prognose als ernst einzuschätzen. Jede Stunde ohne therapeutisches Vorgehen erhöht das Risiko um 1%. Jeder zunächst mechanische Ileus geht bei Abwarten automatisch in einen paralytischen Ileus über.

Ein chirurgischer Wahlspruch lautet: „Über einem mechanischen Ileus darf die Sonne weder auf- noch untergehen".

6.3.7 Divertikulosis, Divertikulitis

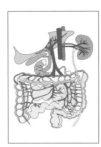

Definition

Divertikel sind Ausstülpungen der gesamten Darmwand. Sie sind prinzipiell im gesamten Darmbereich möglich, treten aber am häufigsten (zu 80%) im letzten Abschnitt des Dickdarms, dem Sigma, auf.

Stülpt sich die gesamte Darmwandung aus, handelt es sich um echte Divertikel (relativ selten). Bei sog. Pseudodivertikeln prolabiert nur die Schleimhaut durch Lücken in der Muskelschicht.

Die Erkrankungswahrscheinlichkeit steigt mit zunehmendem Alter und bei Übergewicht an

▷ Divertikulosis = Divertikel ohne Entzündungszeichen (ohne Beschwerden)
▷ Divertikulitis = Divertikel mit Entzündungszeichen.

Ursache

Eine langjährige ballaststoffarme Ernährung mit Obstipation bei gleichzeitiger angeborener Darmwandschwäche ist die häufigste Ursache für die Ausbildung von Divertikeln.

Symptome

Eine Divertikulosis alleine macht im Allgemeinen noch keine Beschwerden. Erst wenn sich die Divertikel entzünden, können folgende Beschwerden auftreten:

▷ Schmerzen im linken Unterbauch
▷ Völlegefühl
▷ Stuhlunregelmäßigkeiten
▷ Fieber.

Therapie

▷ Bei Divertikulosis → zur Stuhlregulation und zur Verhinderung weiterer Komplikationen ballastreiche Kost

▷ Bei Divertikulitis → je nach Schweregrad zunächst Bettruhe, Nahrungskarenz, parenterale Flüssigkeitszufuhr und Antibiotika.

Bei fehlender Ansprechbarkeit der konservativen Behandlung, erst recht bei Verdacht auf Perforation wird ein operatives Vorgehen nicht zu vermeiden sein.

Bei rezidivierenden Schüben sollte nach Möglichkeit im freien Intervall operiert werden.

Die Operation erstreckt sich meistens auf eine Darmresektion des befallenen Darmabschnittes.

Prognose

Nach dem Krankenhausaufenthalt erfolgt eine gründliche Ernährungsberatung. Der Patient sollte seine Ernährung auf ballastreiche Kost umstellen Dabei sind blähende Speisen zu vermeiden. Diese Maßnahmen tragen auch wesentlich zur Vorbeugung einer Entzündung bei der Divertikulosis bei.

6.3.8 Appendizitis

Definition

Entzündung des sog. Wurmfortsatzes (Appendix vermiformis). Das heißt, nicht der Blinddarm ist entzündet, sondern der Wurmfortsatz! Eine Appendizitis kann in jedem Lebensalter auftreten.

Ursache

Häufig ist die Ursache eine Kotstauung oder eine Abknickung des Wurmfortsatzes. Auch Fremdkörper (z.B. Kirschkerne), Tumoren oder Würmer können eine Entzündung auslösen. Oft bleibt die Ursache unerkannt.

Symptome

Es gibt akute und chronisch-rezidivierende Verlaufsformen.

Zu Beginn treten meist Schmerzen im Bereich des Nabels und der oberen Bauchhälfte auf. Danach wandert der Schmerz in den rechten Unterbauch. Hier verstärken sich die Schmerzen hauptsächlich beim Gehen. Es kommt zu Appetitlosigkeit, Übelkeit und Erbrechen. Häufig tritt Fieber auf.

Wird die Appendizitis nicht rechtzeitig therapiert, kann es zu einer eitrig-phlegmonösen Appendizitis mit drohender Perforation kommen. Im Falle der Perforation bildet sich ein perityphlitischer Abszess.

Diagnose

▷ Blutuntersuchung auf Leukozytose, CRP und BSG (alle erhöht)
▷ typischer Druckschmerz im rechten Unterbauch
▷ Loslass-Schmerz vom linken Unterbauch her
▷ Bei Frauen Ausschluss einer gynäkologischen Erkrankung im Adnexbereich (Adnexitis, Tubargravidität).

Therapie

In erster Linie durch Appendektomie. Bei der akuten Appendizitis sofort, da die Perforation droht. Bei der chronischen Verlaufsform sollte die Operation auch nicht zu lange aufgeschoben werden, da sonst möglicherweise ein plötzlicher akuter Schub droht, der oft zu einem unpassenden Zeitpunkt (z.B. im Urlaub) auftritt.

Prognose

Besonders nach Operation einer eitrigen Appendizitis bilden sich häufig ausgedehnte Verwachsungen im rechten Unterbauch, die zu permanenten Adhäsionsbeschwerden führen können.

6.3.9 Hämorrhoiden

Definition

Der rektale Verschlussapparat wird gebildet von den inneren und äußeren Schließmuskeln. Unterstützt wird dieser Verschlussmechanismus durch ein sehr ausgedehntes arterielles und venöses Gefäßnetz (Aa. et Vv. rectales inferiores). In diesem Gefäßkomplex kann es bei Stauungen der Gefäße zu knotigen Erweiterungen kommen. Diese Knoten werden als Hämorrhoiden bezeichnet (Hämorrhoidalknoten).

In den Venen der Aftergegend können sich Blutgerinnsel bilden (Thrombosierung der Hämorrhoiden). Diese werden im allgemeinen Sprachgebrauch als „äußere Hämorrhoiden" bezeichnet, wenn sie nach außen sichtbar werden.

Ursache

Neben einer meist vorhandenen Bindegewebsschwäche besteht die Hauptursache für die Entstehung in einer chronischen Obstipation mit Darmträgheit. Die Darmträgheit wird begünstigt durch Bewegungsarmut, Übergewicht, mangelnde Flüssigkeitszufuhr und nicht ausreichend ballaststoffreiche Ernährung. Durch kleine Stuhlmengen wird der Enddarm nur mäßig gefüllt und die Darmwand nur wenig gedehnt. Die Neigung, intensiver zu pressen, wird dadurch verstärkt, was zu einer Druckerhöhung in den Darmblutgefäßen führt und zu ihrer Erweiterung.

Symptome

Obwohl viele Patienten Hämorrhoiden haben, bleiben sie oft symptomlos.
Folgende Symptome können sich zeigen:
▷ Afterjucken nach dem Stuhlgang
▷ hellrotes Blut an dem Toilettenpapier, im Toilettenbecken oder dem Stuhl aufgelagert
▷ Schleimabgang und Nässen
▷ Stuhlschmieren
▷ Schmerzen, besonders bei äußeren thrombosierten Hämorrhoiden
▷ perianale Entzündungen oder Ekzeme.

Diagnose

Eine gründliche Abklärung durch den Arzt ist besonders dann erforderlich, wenn sich Blutbeimengungen zeigen.
Dabei sind folgende Untersuchungen erforderlich:
▷ Erhebung der Krankengeschichte
▷ Tastbefund mit dem Finger (rektale Palpation) zur Feststellung der Muskelspannung des Schließmuskels und innerer tastbarer Knoten
▷ Rektoskopie.

Therapie

Änderung der Essgewohnheiten. Die Basistherapie ist die ballastreiche Ernährung mit einer ausreichenden Flüssigkeitszufuhr, um den Stuhl weicher zu machen.
▷ Salben und Zäpfchen. Sie wirken je nach Inhaltsstoffen entzündungshemmend, schmerzlindernd und lokal zusammenziehend auf Grund von Gerbstoffen. Diese Mittel bekämpfen nur die Symptome der Hämorrhoiden.
▷ Verödung: In mehreren Sitzungen werden Spritzen in die Hämorrhoiden verabreicht. Durch die eingebrachte spezielle Flüssigkeit kommt es zu einer Reizung mit einer nachfolgenden Vernarbung und Schrumpfung der Gefäße.

▷ Abbindung mit einem kleinen Gummiring (Ligatur). Dabei wird das erweiterte Gefäß an der Basis umschlungen. Nach mehreren Tagen stirbt das Gewebe ab und wird samt Gummiring abgestoßen.

▷ Chirurgische Entfernung: Sie wird in der Hauptsache bei fortgeschrittenem Leiden angewendet.

Prognose

Hämorrhoiden sind keine bedrohliche Erkrankung, unter Umständen aber eine sehr schmerzhafte und lästige. Je früher die Therapie eingeleitet wird, um so erfolgreicher kann sie sein.

6.4 Erkrankungen von Galle, Leber und Pankreas

6.4.1 Cholezystitis

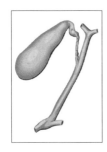

Definition

Entzündung der Gallenblase.

Die Gallenblase ist etwa 12 mal 4 cm groß. Sie dient der Speicherung des in der Leber produzierten Gallensekrets. Häufig tritt die Gallenblasenentzündung bei Frauen im mittleren Alter auf. Aber auch Männer können davon betroffen sein. Insgesamt ist die Cholezystitis eine häufige Erkrankung.

Ursache

Hauptursache einer Entzündung sind Steine in der Gallenblase. Wie bei jedem Fremdkörper besteht hier das Risiko einer bakteriellen Besiedelung, einer Infektion. Diese Bakterien wandern aus dem Darm über das Gallengangsystem in die Gallenblase, wo sie sich in den Steinen festsetzen. Gelegentlich kommt es aber auch zu einer Entzündung ohne dass Steine vorhanden sind.

Symptome

Schmerzen im rechten Oberbauch, teilweise mit einer tastbaren und sichtbaren Vergrößerung der Gallenblase. Auch eine Gelbfärbung der Haut (Ikterus) kann zusätzlich bestehen. Appetitlosigkeit, Übelkeit und Fieber deuten auf eine akute Entzündung hin. Die Krankheit beginnt schleichend über einige Tage, das Vollbild wird am 3.–7. Tag erreicht. Gelegentlich zieht sich die Krankheit über mehrere Wochen hin.

Diagnose

▷ Die Palpation des Abdomens ergibt die Verdachtsdiagnose.

▷ Mittels Laborwerten kann eine Erkrankung des Gallensystems nachgewiesen werden.

▷ Ultraschall zeigt eine Vergrößerung oder Vereiterung der Gallenblase sowie eine typische Verdickung der Wandung.

▷ Vorhandene Steine werden ebenfalls auf diesem Weg nachgewiesen.

Therapie

Eine akute Entzündung der Gallenblase wird vorwiegend operativ behandelt. Dabei wird die Gallenblase im Ganzen entfernt (Cholezystektomie). Nach Möglichkeit wird dieser Eingriff heute endoskopisch durchgeführt. Nur wenn die Gallenblase auf Grund der Entzündung oder einer Vereiterung (Gallenblasenempyem) zu sehr vergrößert ist, muss laparotomiert werden.

Ergänzend wird antibiotisch behandelt.

Prognose

Die Gallenblase ist kein lebensnotweniges Organ. Sie dient lediglich als Speicher der Gallenflüssigkeit zwischen den Mahlzeiten. Gelegentlich kann nach Entfernen der Gallenblase eine Unverträglichkeit gegenüber fetten oder stark gewürzten Speisen bestehen. Diese Beschwerden bessern sich jedoch meistens spontan nach einer gewissen Zeit. Vorbestehende Beschwerden werden durch die Operation ohnehin verbessert. Eine spezifische Weiterbehandlung oder besondere Empfehlungen sind nicht erforderlich.

Eingriffe an der Gallenblase sind sehr häufig und werden im Allgemeinen gut vertragen. Bei massiven Entzündungen oder gar einer Perforation ist jedoch mit einem längeren Krankheitsverlauf zu rechnen.

6.4.2 Cholelithiasis

Definition

Steinbildung in der Gallenblase. Solitärsteine oder multiple, kleinere Steine (Gallengrieß).

Bestehend aus:

▷ Cholesterin-Kalksteinen (über 90% aller Steine)

▷ Bilirubin-Kalksteinen (Pigmentsteine).

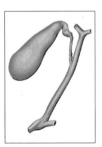

Bei multiplen Steinen treten durch gegenseitige Reibung sogenannte Facetten-
steine auf.

Frauen sind häufiger betroffen als Männer (2:1). Die meisten Patienten mit
Steinen haben einen erhöhten Cholesterinwert.

Ursache

Die Galle besteht zu 80% aus Wasser, zu 20% aus Gallensäuren und Cholesterin.
Offensichtlich spielt bei der Kristallisation die Änderung in der Zusammensetzung der Gallenflüssigkeit eine große Rolle.

Die Gallensäuren halten normalerweise das sonst wasserunlösliche Cholesterin in
Lösung. Es werden teilweise sättigende Cholesterinkonzentrationen erreicht, wes-
halb eine ausreichende Gallenblasenentleerung sowie ein Gleichgewicht zwischen
steinhemmenden und steinfördernden Substanzen von Bedeutung ist.

Offenbar entstehen Konkremente durch die Eindickung des Gallensekrets in der
Gallenblase. Dabei spielt auch ein für eine Steinbildung hoher Anteil an Cholesterin oder ein verminderter Anteil an Gallensäuren eine wichtige Rolle.

Die Risikofaktoren, die eine Entstehung der Gallensteine begünstigen, sind schon
seit langer Zeit unter dem Begriff „fünf F" bekannt: female, fat, fertile, forty, fair
(weiblich, übergewichtig, mehrere Kinder, vierzig, hellhäutig).

Somit können als bisher bekannte Ursachen für eine Steinbildung genannt werden:
▷ Produktion von cholesterinreicher Galle bei cholesterinhaltiger Ernährung
▷ Entzündungen im Gallengangsystem
▷ Stauung des Gallenabflusses
▷ vermehrte Bilirubinbildung (z.B. vermehrte Hämolyse).

Symptome

Nur etwa ein Viertel aller Steinträger haben Beschwerden.

Typische Beschwerden sind:
▷ unspezifischen Oberbauchbeschwerden wie Völlegefühl, Blähungen und Unverträglichkeit von manchen Speisen und Getränken (fette, gebratene Speisen,
  Kaffee)
▷ Gallenkoliken. Sie entstehen, wenn kleinere Steine in die Gallengänge gelangen. Heftige, krampfartige Schmerzen im rechten Oberbauch sind Zeichen
  einer Gallenkolik, häufig von Übelkeit und Erbrechen begleitet.
▷ Versperrt ein Stein den Gallengang komplett, besteht die Gefahr einer fieberhaften Gallengangsinfektion (Cholangitis) und eines Gallenblasenhydrops.
▷ Staut sich die Gallenflüssigkeit zurück in die Leber, kommt es zum Ikterus.

Diagnose

▷ Sonografie des Oberbauches, dabei stellen sich Gallensteine gut dar.
▷ Tritt die Gallenflüssigkeit ins Blut über, kann sie laborchemisch nachgewiesen werden (Hyperbilirubinämie).
▷ Kleinere Steine in den Gallengängen, die sich der sonografischen Darstellung entziehen, können mit Hilfe der endoskopischen Gallengangsdarstellung (ERCP = endoskopische retrograde Cholangio-Pankreatikografie) erkannt und evtl. auch entfernt werden.

Therapie

Bei der Behandlung von Gallensteinen muss zwischen der Behandlung der akuten Gallenkolik und der Behandlung der Gallensteine unterschieden werden.
▷ Bei der Behandlung der akuten Gallenkolik → krampflösende Mittel und Schmerzmedikamente
▷ Eine mögliche Infektion der Gallenblase wird mit Antibiotika behandelt.
▷ Evtl. Nahrungskarenz
▷ Gallenblasensteine werden in der Regel operativ entfernt (endoskopisch oder konventionell).
▷ Gallensteine können mit Hilfe von Ultraschallwellen zertrümmert werden (extrakorporale Stoßwellenlithotripsie).

Mögliche Komplikationen

▷ bei Verschluss des Ductus zystikus → Gallenblasenhydrops mit Cholezystitis und evtl. Gallenblasenempyem
▷ biliäre Pankreatitis
▷ Leberabszess, biliäre Zirrhose.

6.4.3 Fettleber

Definition

Bei der Fettleber lagern sich Fett-Tropfen in der Leberzelle ab, wobei mindestens die Hälfte aller Leberzellen betroffen sind. Dies ist meistens eine Reaktion auf eine wiederholte Schädigung durch bestimmte Substanzen. Es gibt zwei Formen:

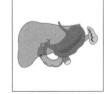

▷ reine Fettleber ohne entzündliche Reaktion
▷ Fettleber mit entzündlicher Reaktion (Fettleberhepatitis).

Ursache

Ursachen für die Verfettung der Leber können sein:
▷ häufiger Alkoholgenuss in zu großen Mengen
▷ bestimmte leberschädigende Medikamente (Tetrazykline, Kortikosteroide)
▷ Schadstoffe für die Leber (chlorierte Kohlenwasserstoffe, Phosphor)
▷ Diabetes mellitus
▷ Übergewicht, Fettsucht
▷ Fettstoffwechselstörungen (Hyperlipoproteinämie)
▷ falsche Ernährung
▷ Schwangerschaft (Hellp-Syndrom).

Symptome

Eine reine Leberverfettung ist völlig symptomlos. Bei Patienten mit Fettleber-hepatitis können auftreten:
▷ Ikterus
▷ Schmerzen im rechten Oberbauch
▷ Übelkeit und Erbrechen.

Diagnose

Palpatorisch nachweisbare Lebervergrößerung. Wenn weitere Krankheitszeichen fehlen, ist dies ein deutlicher Hinweis auf eine Fettleber.
Um die Diagnose zu bestätigen, sind folgende Untersuchungen möglich:
▷ Transaminasen-Bestimmung
  Erhöhung der Gamma-GT bei reiner Fettleber, Erhöhung der GPT und GOT bei Fettleberhepatitis
▷ Ultraschall des Oberbauches
▷ Punktion der Leber (Leberbiopsie).

Therapie

Die einzige Therapie besteht darin, die Ursachen zu beseitigen
Wichtig ist:
▷ kein Alkohol
▷ Übergewicht reduzieren
▷ Blutzuckerwerte gut einstellen
▷ Fettstoffwechselstörungen behandeln.

Prognose

Nach Beseitigung der Ursachen bildet sich die Fettleber meist wieder zurück. Wenn die Ursachen nicht beseitigt werden können, kann die Fettleber in eine Zirrhose übergehen.

6.4.4 Hepatitis

Definition

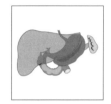

Entzündung der Leber durch Viren oder Giftstoffe wie Alkohol oder Medikamente. Kommt auch als Autoimmunerkrankung vor.
Zwei Verlaufsformen möglich:
Eine akute Hepatitis dauert bis zu sechs Monaten, eine chronische länger als sechs Monate.
Es gibt *Hepatitis A; Hepatitis B und Hepatitis C (Non A, Non B)*.
Weitere, seltenere Formen ansteckender Leberentzündung sind Hepatitis D, E und G.

Ursache

Viren, Gifte wie Alkohol, Pilze und Medikamente (z.B. Paracetamol), Narkosemittel, Autoimmunreaktion.

Symptome

Die Beschwerden bei einer akuten Hepatitis sind unterschiedlich. In manchen Fällen werden trotz einer Infektion keine Anzeichen einer Krankheit erkannt. Um so größer ist die Gefahr, dass sich eine chronische Hepatitis entwickelt. Bei Kindern verläuft eine akute Hepatitis meist sehr milde.

▷ *Akut:* in der Frühphase Müdigkeit, leichtes Fieber, Übelkeit, Widerwillen gegen bestimmte Nahrungsmittel, Schmerzen unter dem rechten Rippenbogen, Muskel-, Gelenk- und Kopfschmerzen; Hautausschlag möglich.
▷ *In der Gelbsuchtphase*: gelbe Skleren, brauner Urin, entfärbter Stuhl
▷ *Rekonvaleszenzphase:* (Erholungsphase) Müdigkeit, Erschöpfung über mehrere Wochen bis Monate
▷ *chronisch:* Müdigkeit, erhöhter Schlafbedarf, Gelenk- und Muskelschmerzen sind typisch für die chronische Hepatitis. Vergrößerte Leber, deshalb Schmerzen unter dem rechten Rippenbogen. Die Gelbsucht ist ein recht spätes Symptom der chronischen Hepatitis. In diesem Stadium ist die Krankheit fortgeschritten.

Diagnostik

Transaminasenanstieg im Blut, Sonografie evtl. mit perkutaner Biopsie.

Therapie

Hängt von der Ursache ab. Akute Virushepatitis nur mit Bettruhe. Absolutes Alkoholverbot. Ausschaltung sämtlicher Risikofaktoren.
Interferon und Kortison bei chronischer Hepatitis.

Hepatitis A (Hepatitis-A-Virus)

Durch Aufnahme von verunreinigten Lebensmitteln und Wasser. Vor allem in Südost-Europa, Afrika, Asien sowie Süd- und Mittelamerika (Tourismus!).
Die Inkubationszeit beträgt zwei bis sieben Wochen. Es treten zunächst unspezifische Erkrankungszeichen auf wie leichter Temperaturanstieg, Appetitverlust, Übelkeit und Erbrechen, Leistungsknick und Druckschmerz im rechten Oberbauch. Etwa eine Woche später verfärbt sich die Haut gelb, der Urin wird dunkel und der Stuhl hell.

Hepatitis B (Hepatitis-B-Virus)

Übertragung durch Kontakt mit Körperflüssigkeiten wie Blut, Blutprodukten, Sperma und Scheidensekret. Das Virus ist um ein Vielfaches ansteckender als z.B. das Aids-Virus. Es genügen bereits kleine Hautverletzungen, durch die der Erreger in die Blutbahn gelangt. Die Erkrankung kann akut ausheilen (innerhalb von sechs Monaten, 90%) oder chronisch verlaufen.
Die Zeit zwischen Ansteckung und Ausbruch der Krankheit beträgt zwischen einem und sechs Monaten.
Hepatitis B ist die häufigste Virus-Hepatitis weltweit.
Besonders gefährdet sind Personen mit häufigem Partnerwechsel beim Intimverkehr, Drogensüchtige, Ärzte, Krankenschwestern, Laboranten und Personen, die sich oft in durchseuchten Ländern aufhalten.

Bei etwa 10% der Betroffenen entwickelt sich eine chronische Hepatitis und eine Zirrhose.

Hepatitis C (Non A, Non B)

Die Ansteckung mit dem Hepatitis-C-Virus geschieht am häufigsten durch Kontakt mit infiziertem Blut oder Blutprodukten. Deshalb sind Ärzte und Krankenschwestern besonders gefährdet.

Drogenabhängige, die Injektionskanülen gemeinsam benutzen, können sich dadurch infizieren. 80% der Drogensüchtigen sind infiziert.

Ein häufiger Infektionsweg ergab sich früher durch Bluttransfusionen und Blutprodukte. Heute werden alle Produkte streng auf Hepatitisviren kontrolliert. Die Infektionsgefahr ist dadurch sehr gering. Auch bei der Dialyse ist eine Infektionsgefahr heute fast ausgeschlossen.

Hepatitis C kann beim Geschlechtsverkehr übertragen werden. Eine Übertragungsmöglichkeit ergibt sich von der Mutter auf das Kind unter der Geburt, allerdings nur in seltenen Fällen. Bei gut einem Drittel der Patienten ist der Ansteckungsweg unklar.

Die Hepatitis C ist nach Alkohol die zweithäufigste Ursache von Leberzirrhose und Leberkrebs.

6.4.5 Leberzirrhose

Definition

Zerstörtes Lebergewebe wird durch Bindegewebe zu Narben umgewandelt. Zu dieser Vernarbung kommt es, wenn verschiedene Lebererkrankungen über Jahre hinweg nicht richtig ausgeheilt wurden. Ist zu viel funktionsfähiges Gewebe zu Grunde gegangen, wird die Leistung des Organs eingeschränkt. Die Leber besitzt als größte Drüse des Körpers viele wichtige Aufgaben. Sie unterstützt die Verdauung, die Blutgerinnung, den Stoffwechsel und den Hormonhaushalt.

Eine Leberzirrhose entsteht in 60% der Fälle aufgrund übermäßigen Alkoholkonsums.

Bei einem Drittel ist sie Folge einer Leberentzündung (Hepatitis). Männer sind doppelt so häufig betroffen wie Frauen.

Unbehandelt führt die Zirrhose durch den Zusammenbruch aller Leberfunktionen zum Tode.

Ursache

▷ Langjähriger Alkoholmissbrauch: Alkohol verursacht in Deutschland die meisten Leberschrumpfungen. Alkohol wird in der Leber zu Fett abgebaut, welches dann nicht vollständig aus den Zellen entfernt werden kann. Es bildet sich eine Fettleber. Die mit Fett überladenden Zellen entzünden sich nach einer gewissen Zeit und sterben ab. Zusätzlich entstehen beim Abbau von Alkohol Giftstoffe, die weiteres Gewebe zerstören. Wie viel Alkohol zum Leberschaden führt, ist von Mensch zu Mensch unterschiedlich. Trinkt ein Mann täglich einen Liter Bier oder einen halben Liter Wein, wirkt diese Menge bereits giftig auf die Leber. Frauen reagieren doppelt so empfindlich auf Alkohol.

▷ Gelbsucht: Hepatitis vom Typ B und C. Auch hier sterben die entzündeten Leberzellen ab und werden zu narbigem Bindegewebe.

▷ Andere Ursachen: sehr selten kommt es zur Zerstörung von Lebergewebe durch Krankheiten der Leber und Galle: Autoimmunhepatitis, primäre biliäre Zirrhose, primär sklerosierende Cholangitis, Krankheiten des Eisen-, Kupfer- und Fettstoffwechsels wie z.B. Hämochromatose, Wilson-Krankheit und Mukoviszidose, Tropenkrankheiten wie Bilharziose. Durch Giftstoffe wie Tetrachlorkohlenstoff, Arsen oder bestimmte Medikamente (Methrotrexat).

Symptome

Im frühen Stadium zeigen sich uncharakteristische Symptome wie:
▷ Müdigkeit und Leistungsschwäche
▷ Appetitlosigkeit, Übelkeit, Gewichtsabnahme.

Im späteren Stadium stehen Beschwerden im Vordergrund, die speziell Leber-schäden aufzeigen, wie:
▷ Gelbsucht
▷ Juckreiz
▷ spinnennetzartige, rote Äderchen auf der Haut (Spider)
▷ Rötung der Handflächen (Palmarerythem)
▷ Ödeme in den Beinen und Wasseransammlung im Bauch (Aszites). Aszites entsteht durch Störung des Eiweißhaushaltes.
▷ Störungen im Hormonhaushalt. Die Leber kann Hormone (Östrogene) nicht mehr abbauen. Östrogene sind auch bei Männern vorhanden. Bei ihnen können sich Brüste entwickeln (Gynäkomastie), die Hoden schrumpfen, das sexuelle Verlangen und die Potenz nehmen ab. Bei Frauen kommt es zu Blu-tungsstörungen.

Ist die Krankheit schon sehr weit fortgeschritten, treten häufig folgende Kompli-kationen auf:
▷ Ösophagusvarizen als Folge eines Umgehungskreislaufes mit der Gefahr der Varizenperforation
▷ sog. Caput medusae an der Bauchhaut
▷ hepatozelluläres Leberkarzinom, 80% dieser Krebsfälle werden durch eine Leberzirrhose verursacht.

Diagnose

▷ Aufstellung einer Liste über den Alkoholkonsum. Fahnden nach Hepatitis-risiko bei Berufen im medizinischen Umfeld, Auslandsreisen oder Erkrankungen des Sexualpartners.
▷ Palpation der Leber und ihrer Oberfläche
▷ Abklopfen des Bauches auf Aszites
▷ auf Hautveränderungen wie Gelbfärbung, Spider oder Palmarerythem achten
▷ Serum- und Blutuntersuchung
▷ Leberwerte aus dem Blut
▷ Sonografie der Leber
▷ in seltenen Fällen Leberbiopsie.

Therapie

Die Zerstörung der Leber kann aufgehalten werden, wenn die Ursachen rechtzeitig beseitigt werden. Die bereits eingetretenen Schäden können jedoch nicht wieder behoben werden.

▷ Vermeidung aller Stoffe, die die Leber schädigen könnten wie: Alkohol, chlorierte Kohlenwasserstoffe, bestimmte Medikamente.
▷ Liegt der Zirrhose eine Erkrankung der Leber zu Grunde (z.B. Hepatitis), muss diese zunächst behandelt werden.
▷ Bei Aszites, Ödemen und Elektrolytstörungen werden Diuretika eingesetzt, um das Wasser auszuschwemmen.
▷ Falls erforderlich, werden blutdrucksenkende Mittel gegeben, um die Gefahr der Varizenperforation zu verringern.
▷ Abhängig von der Entstehung der Zirrhose kann eine Lebertransplantation sinnvoll sein. Aussichten auf den Erfolg der Übertragung haben hierbei Patienten, die alkoholkrank waren und ihre Sucht überwunden haben.

Prognose

Bei fortgeschrittener Zirrhose sterben 40 bis 60% der Patienten innerhalb eines Jahres. Häufigste Todesursachen sind Blutungen aus den Varizen in der Speiseröhre, akutes Leberversagen oder Leberzellkrebs. Wenn sich die Grunderkrankung, die zur Zirrhose führte, behandeln lässt, ist die Prognose sehr viel besser. Die besten Aussichten haben dauerhaft abstinente Alkoholkranke.

6.4.6 Leberkrebs

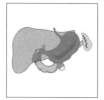

Definition

Bösartige, unkontrolliert wachsende Geschwulstbildung in der Leber:
▷ ausgehend von den *Leberzellen* → hepatozelluläres Karzinom
▷ ausgehend von den *Gallengängen* → cholangiozelluläres Karzinom
▷ ausgehend von den *Blutgefäßen* → Angiosarkom.

Das hepatozelluläre Karzinom ist das häufigste. Sehr viel häufiger als der eigentliche, primäre Leberkrebs sind bösartige Tochtergeschwülste, die sich von einer Krebserkrankung in einem anderen Organ in der Leber abgesiedelt haben (Magen-Darmtrakt, Lunge, Brust, Uterus, Prostata).

Ursache

Folgende Erkrankungen können zu einem Leberkrebs führen:
▷ Leberzirrhose (Schrumpfleber). 80% werden hierdurch verursacht. Pro Jahr erkranken 5 von 100 Patienten mit Leberzirrhose an Leberkrebs.
▷ Gelbsucht durch chronische Virusinfektion wie Hepatitis B und C
▷ Aflatoxine, das sind Gifte von bestimmten Schimmelpilzen.

Warum und wie genau ein Leberkrebs durch diese Erkrankungen entsteht ist unbekannt. Doch verursachen die Leberzirrhose und die Gelbsucht den Tod vieler Leberzellen. Das Organ versucht, diesen Verlust teilweise auszugleichen, indem es neue Leberzellen bildet. Vermutlich steigt dadurch das Risiko, dass sich unter den neu gebildeten Leberzellen auch krankhafte, mutierte Zellen befinden, deren Zellteilung vom Körper nicht kontrolliert werden kann. Diese Zellen vermehren sich durch Teilung weiter im Sinne eines Tumorwachstums.

Symptome

Im frühen Stadium sehr uncharakteristisch wie Gewichtsabnahme, unklares Fieber oder Nachtschweiß. Erst im späteren Stadium stehen Beschwerden im Vordergrund, die spezielle Folgen des Leberkrebses aufzeigen:

▷ Gelbsucht mit Juckreiz der Haut
▷ Schmerzen im rechten Oberbauch
▷ Wasseransammlung in den Beinen und im Bauch (Aszites). Aszites entsteht durch Störungen des Eiweißhaushaltes und macht sich durch das Anschwellen des Bauches bemerkbar.

Diagnose

▷ über eine bereits festgestellte Zirrhose oder eine Hepatitisform
▷ Abtasten der Leber sowie ihrer Oberfläche (höckerig)
▷ Abklopfen des Bauches zum Aszitesnachweis
▷ sonografischer Nachweis von Tumoren
▷ Bestimmung von Alpha-Fetoprotein im Blut sowie weiterer Tumormarker.

Therapie

Ziel ist die vollständige Entfernung aller Krebsknoten aus der Leber (wenn möglich). Dieser Eingriff ist jedoch nur noch bei zehn bis dreißig Prozent der Patienten möglich. In Ausnahmefällen kommt eine Lebertransplantation in Betracht, aber nur, wenn andere Organe noch nicht vom Krebs befallen sind.

Wenn die vollständige chirurgische Entfernung der Tumorknoten nicht mehr möglich ist, wird eine beschwerdelindernde und krankheitsverzögernde Behandlung durchgeführt (Palliativtherapie). Dabei wird versucht, den Tumorknoten durch direkte (örtliche) Behandlung zum Schrumpfen zu bringen, indem man durch die Bauchdecke Einspritzungen von konzentriertem Alkohol in den Tumorknoten vornimmt (unter Ultraschallsicht). Es kann auch ein gefäßverödendes Medikament in den Ast der Leberarterie gespritzt werden, der auch den Tumor mit Blut versorgt. Bei diesem Eingriff wird die große Arterie in der Leiste punktiert, eine biegsame Kanüle bis zur betreffenden Leberarterie vorgeschoben und dann das Medikament verabreicht.

Die Fachbegriffe für diese beiden Verfahren lauten: perkutane Ethanolinjektion und transarterielle Chemoembolisation.

Sehr oft wird auch die Chemotherapie bei der Behandlung des Leberkrebses eingesetzt.

Prognose

Je früher der Leberkrebs erkannt wird, desto besser sind die Heilchancen. Leberkrebs verursacht zu Beginn jedoch nur wenig Beschwerden. Daher wird er meist erst entdeckt, wenn die Krebszellen bereits andere Organe besiedelt haben. Eine Heilung ist in diesem Stadium nicht mehr möglich. Die Patienten, bei denen diese Diagnose gestellt wird, leben danach im Durchschnitt nur noch sechs Monate.

6.4.7 Pankreatitis

Definition

Die Entzündung der Bauchspeicheldrüse ist eine bedrohliche Erkrankung, die klinisch akut oder chronisch verlaufen kann.

Die *akute Form* ist nicht infektiös, sie kann interstitiell ödematös bis zu hämorrhagisch-nekrotisierend verlaufen. Verdauungssäfte zerstören angrenzendes Gewebe. Die Mortalität liegt bei 10%.

Die *chronische Form* führt zu entzündlichen Infiltraten mit Nekrosen im exokrinen Gewebe und somit zum Gewebsuntergang auch des endokrinen Gewebes mit Pankreasinsuffizienz.

Ursache

Hauptursache für eine Entzündung der Bauchspeicheldrüse ist chronischer Alkoholabusus (in 80%).

An zweiter Stelle stehen gehäuftes Auftreten von Gallen- und Gallengangserkrankungen.

15% sind idiopathisch.

Symptomatik

Akute Form

Die akute Entzündung tritt meist plötzlich und ohne Vorankündigung mit folgenden Symptomen auf:

▷ heftiger, akuter gürtelförmiger Schmerz im Oberbauch, mehrere Tage anhaltend
▷ Übelkeit und Erbrechen
▷ häufiges Bild eines akuten Abdomens aber ohne Abwehrspannung
▷ Darmlähmung und Meteorismus
▷ Fieber.

Chronische Form

Zu 80% ist der Alkoholmissbrauch Ursache der chronischen Pankreatitis. Sie führt zu einer irreversiblen Organschädigung und neigt zur fortschreitenden Verschlechterung. Kennzeichnend ist ein chronischer, anhaltender Schmerz im epigastrischen Raum. Das fortgeschrittene Stadium ist meist schmerzfrei.

▷ Gürtelförmiger Schmerz in der Tiefe des Oberbauches, häufig nahrungsabhängig

▷ Gewichtsverlust
▷ Diarrhöen
▷ Fettstühle, Blähbauch
▷ Unverträglichkeit von fettreichen Speisen
▷ Diabetes mellitus.

In diesem Zustand ist das Organ irreversibel geschädigt. Es kommt in dem untergegangenem Gewebe zur Ausbildung von Zysten, die einbluten können. Diese Komplikationen sind meist letal.

Diagnose

Bei der akuten Pankreatitis kommt es innerhalb von 2–12 Stunden zu einer deutlichen Erhöhung der Amylase, die für etwa drei bis fünf Tage anhält. Die Lipase ist von geringerer Sensitivität, bleibt aber auch nach Ausheilung noch für längere Zeit erhöht.

▷ deutlicher Anstieg der Pankreasenzyme (Amylase; Lipase)
▷ CRP-Erhöhung und Leukozytose
▷ Transaminasen erhöht
▷ heftigste Schmerzen bei Palpation des Leibes
▷ Blutzuckeranstieg
▷ Sonografie
▷ MRT.

Therapie

Notwendige intensivmedizinische Überwachung mit folgenden Maßnahmen:
▷ strenge Nahrungskarenz
▷ Schmerzbekämpfung
▷ Flüssigkeitsbilanzierung
▷ Magensonde
▷ parenterale Ernährung
▷ chirurgische Intervention bei Pankreassteinen oder Pankreaszysten (Nekrosezysten).

Prognose

Wenn es nicht gelingt, durch konsequente therapeutische Maßnahmen das Fortschreiten des Prozesses aufzuhalten, verläuft die Erkrankung früher oder später tödlich. Bei der chronischen Pankreatitis ist der Übergang in ein Pankreaskarzinom häufig.

6.4.8 Pankreaskrebs

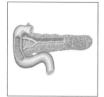

Definition

Krebs der Bauchspeicheldrüse ist das Ergebnis bösartiger Zellveränderungen in der Bauchspeicheldrüse. Betroffen von der Erkrankung sind vorwiegend Menschen im 60. bis 80. Lebensjahr, Männer häufiger als Frauen. In letzter Zeit finden sich allerdings jüngere Patienten im dritten Lebensjahrzehnt unter den Erkrankten.

Ursache

Die Entstehungsursache ist wie bei allen anderen bösartigen Erkrankungen noch unbekannt. Ein erhöhtes Risiko besteht jedoch bei:
▷ Rauchern
▷ übermäßigem Alkoholgenuss
▷ chronischer Pankreatitis.

Symptome

Der Pankreaskrebs verursacht meist erst in einem späteren Stadium Beschwerden. Je nach dem Ort der Entstehung innerhalb der Drüse treten unterschiedliche Symptome auf:
▷ schmerzlose Gelbsucht
▷ gürtelförmige Oberbauchschmerzen
▷ Appetitlosigkeit, Gewichtsverlust, Leistungsschwäche.

Diagnose

Folgende Möglichkeiten stehen zur Verfügung:
▷ Ultraschall
▷ Computer-Tomografie
▷ Gallengangs- und Bauchspeicheldrüsengangspiegelung
▷ Laparoskopie.

Therapie

Das Pankreaskarzinom gehört zu den Erkrankungen, die erst zu einem relativ späten Zeitpunkt entdeckt werden. Ein weiteres Problem sind die unspezifischen Beschwerden wie Appetitlosigkeit, Gewichtsverlust oder Rückenschmerzen. Diese Symptome treten bei vielen anderen Krankheiten auf.
Ist der Krebs auf die Bauchspeicheldrüse beschränkt, kann diese in manchen Fällen, besonders bei kleinen Tumoren, vollständig oder teilweise operativ entfernt

werden. Es handelt sich dabei wegen der anatomischen Lage der Drüse um einen sehr großen Eingriff. Es werden dabei auch Teile des Magens, des Dünndarms und des Gallensystems entfernt (Whipplesche Operation). Nicht alle Patienten sind für diesen risikoreichen Eingriff geeignet.

Neben den üblichen Risiken wie Nachblutung, Infektion und Wundheilungsstörungen kann es bei diesem Eingriff insbesondere zu Problemen bei der Heilung der vielen Nahtstellen im Bauchraum kommen.

Prognose

Die Operation ist nicht mehr sinnvoll, wenn der Tumor größer als einen Zentimeter ist, der Krebs bereits auf die Umgebung übergegriffen hat oder Metastasen in anderen Organen vorhanden sind.

Durch Bestrahlung und medikamentöse Behandlung kann versucht werden, die Schmerzen zu lindern. Eine Heilung oder Verkleinerung des Tumors kann so nicht erreicht werden.

7 Erkrankungen des Stoffwechsels

☞

Erkrankungen des Stoffwechsels sind internistische Erkrankungen von großer Bedeutung. Unter Stoffwechsel wird die Gesamtheit aller lebensnotwendigen Reaktionen im Organismus verstanden, die zur Assimilation oder Dissimilation der aufgenommenen Nahrung führen.

Assimilation → Überführung der vom Organismus aufgenommenen Nährstoffe in körpereigene Substanzen.

Dissimilation → Abbau und Verbrauch von Körpersubstanz unter Energiegewinnung (Gegenteil zu Assimilation).

Abweichungen von den Stoffwechselvorgängen werden häufig durch einen Enzymmangel bedingt oder sind genetisch verankert.
Es gibt eine Vielzahl von Stoffwechselerkrankungen. Zu den wichtigsten gehören die drei hier genannten.

7.1 Diabetes mellitus

Definition

Diabetes mellitus ist eine Stoffwechselerkrankung, bei der es zu erhöhten Blutzuckerwerten und den damit verbundenen Komplikationen kommt. Gemäß ihren Entstehungsursachen wird die Erkrankung in Typ 1 und Typ 2 unterschieden.

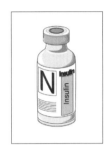

Diabetes Typ 1

Der Diabetes Typ 1 wird auch als insulinabhängiger oder „jugendlicher Diabetes" bezeichnet, da er im jugendlichen Alter auftreten kann und durch ein nahezu vollständiges Fehlen an Insulin gekennzeichnet ist. Auf Grund einer Autoimmunreaktion kommt es zu einem fortschreitenden Untergang von insulinproduzierenden Zellen (Langerhans-Zellen) und somit zu einem Mangel an Insulin.

Diabetes Typ 2

Der Diabetes Typ 2, auch Altersdiabetes genannt, entsteht durch eine sich über mehrere Jahre entwickelnde Insulinresistenz jeder einzelnen Zelle. Diese Insulinresistenz der Zellen versucht der Organismus durch eine erhöhte Insulinproduktion zunächst auszugleichen, was aber über Dauer zu einer Erschöpfung der Langerhansschen Inseln führt. Zu der verminderten Ansprechbarkeit der Zellen auf Insulin kommt also noch eine verminderte Insulinproduktion hinzu.

Neben dem Diabetes Typ 1 und Typ 2 gibt es als Sonderform in der Gravidität den *Schwangerschaftsdiabetes*, der aber nach Beendigung der Schwangerschaft meist wieder abklingt. Bei einem Drittel der Patientinnen entwickelt sich jedoch nach einigen Jahren ein manifester Diabetes.

Als eine weitere Sonderform wird der sog. *sekundäre Diabetes* bezeichnet, der sich als Folge von anderen Grunderkrankungen entwickelt.
Dazu gehören:
▷ Pankreaserkrankungen wie Pankreatitis oder Pankreaskarzinom
▷ vermehrte Produktion von Kortison wie beim Morbus Cushing
▷ langjährige Einnahme von Kortisonpräparaten
▷ genetische Defekte.

Ursache

Jede Zelle benötigt Insulin, um Glukose aufzunehmen und verstoffwechseln zu können. Bleibt die Aufnahme von Zucker aus dem Blut aus, steigt der Blutzuckerspiegel über einen Schwellenwert und wird über den Urin ausgeschieden. Glukosenachweis im Urin ist immer ein Zeichen für einen erhöhten Blutzuckerspiegel.

Beim Typ 1 wird der Zelle nicht genug Insulin zugeführt, da die Produktion in den Langerhansschen Inseln durch eine Autoimmunreaktion zum Erliegen kommt. Die Zellen können den mit dem Blut herangeführten Zucker wegen des Insulinmangels nicht aufnehmen. Die Folge ist ein Blutzuckeranstieg.

Beim Typ 2 ist die Empfindlichkeit der Zelle auf Insulin vermindert, sie ist insulinresistent. Der Kompensationsversuch der Langerhansschen Inseln (sie produzieren zunehmend mehr Insulin) führt letztlich zu einer Überlastung und zum „Ausbrennen" der insulinproduzierenden Zellen im Pankreas.

Typ 2 tritt gehäuft auf bei Personen, die:
▷ familiär belastet sind
▷ übergewichtig sind
▷ unter Hypertonie leiden
▷ erhöhte Blutfette haben
▷ unter einem Schwangerschaftsdiabetes gelitten haben.

Symptome

Folgende Symptome werden sowohl bei Typ 1 wie auch bei Typ 2 beobachtet:
▷ Polyurie (vermehrtes Wasserlassen)
▷ Polydipsie als Folge der Polyurie
▷ Heißhunger auf gewisse Speisen
▷ Gewichtsverlust, Kraftlosigkeit
▷ Mundtrockenheit
▷ Wadenkrämpfe.

Beim Diabetes Typ 1 entwickelt sich die Symptomatik akut, beim Typ 2 über einen längeren Zeitraum.

Sehr oft wird ein Diabetes erst durch seine typischen Folgeerkrankungen erkannt:
▷ Verminderung des Sehvermögens
▷ Wundheilungsstörungen
▷ Neuropathien
▷ Arteriosklerose.

Diagnose

Bestimmung des Blutzuckernüchternwertes (nach acht Stunden Nahrungskarenz) und des Glukosetoleranztestes (Zuckerverwertung) sind die hauptsächlichen diagnostischen Möglichkeiten.

Als Früherkennungsmethode dient die Bestimmung des Harnzuckers mit dem Streifentest im Morgenurin oder im 24 Stundenharn.

Zur Überprüfung der Zuckereinstellung dient der HbA-Wert. Er zeigt an, wie gut der Diabetes in den letzten drei Monaten eingestellt war.

Therapie

Die Blutzuckerwerte sollten sich im Idealfall den normalen Werten angleichen, wobei auch auf eventuelle Begleiterkrankungen eingegangen werden muss.

Prinzipiell richtet sich die Behandlung nach der Typ-bedingten Ursache:
▷ Bei Diabetes Typ 1 muss der Insulinmangel ausgeglichen werden.
▷ Bei Diabetes Typ 2 zählen in erster Linie Gewichtsreduktion, körperliche Bewegung und Ernährungsdisziplin. Wenn sich dadurch kein Erfolg erreichen lässt und die Insulinproduktion in den Langerhansschen Zellen bereits erschöpft ist, muss auch beim Typ 2 Insulin appliziert werden.
▷ Beim sekundären Diabetes steht die Behandlung der Grunderkrankung im Vordergrund.
▷ Beim Schwangerschaftsdiabetes ist die korrekte Einstellung der Blutzuckerwerte besonders wichtig, um eine Schädigung des ungeborenen Kindes zu verhindern.

Prognose

Diabetogene Spätschäden lassen sich nur durch eine konsequente Eistellung der Blutzuckerwerte vermeiden.

7.2 Hypoglykämie

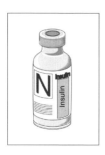

Definition

Unterzuckerung (Hypoglykämie) ist eine plötzlich auftretende Komplikation des Diabetes. Die Körperzellen haben nicht genug Zucker für die Energiegewinnung. Als Folge sind die lebenserhaltenden Funktionen des Körpers gestört.

Der Zuckergehalt im Blut wird von dem Hormon Insulin reguliert, das in der Bauchspeicheldrüse gebildet wird. Steigt der Insulingehalt im Blut zu hoch, sinkt der Blutzuckerspiegel unter den Normbereich. Einen Zuckergehalt unter 50 mg/dl ist Unterzucker.

Ursache

Unterzucker kann folgende Ursachen haben:

▷ zu wenig Nahrung bei gleicher Insulin- oder Medikamentendosis
▷ zu viel körperliche Bewegung bei gleicher Insulin- oder Medikamentendosis
▷ Alkohol
▷ zu hohe Dosen von Insulin oder Diabetes-Tabletten.

Symptome

Bei Unterzuckerung werden als Ausdruck einer sympatikoadrenergen Gegenregulation verschiedene Hormone freigesetzt (Adrenalin, Stresshormone, Katecholamine), um den Zucker im Blut wieder anzuheben. Diese Hormone bewirken folgende Beschwerden:

▷ Konzentrationsmängel, Kopfschmerzen, Bewusstseinsstörungen, Krämpfe, Zittern, Sehstörungen, Herzklopfen
▷ Heißhunger, Schwitzen, Schwächegefühl, Unruhe, Müdigkeit, Blässe
▷ Atem- und Kreislaufstörungen
▷ Bei einigen Diabetikern ist Unterzucker auch ohne Frühwarnzeichen zu beobachten. Dies gilt besonders bei Diabetikern mit einer Nervenentzündung. Bei diesen Patienten treten plötzlich Krämpfe und Bewusstlosigkeit auf, ohne dass sie zuvor andere Beschwerden wahrnehmen.

Diagnose

Mit einem Blutzuckermessgerät können Patienten, Angehörige oder der Arzt den aktuellen Blutzuckerwert messen. Liegt der Wert unter 50 mg/dl spricht man von Unterzucker.

Patienten mit schlecht eingestelltem Diabetes können Anzeichen der Unterzuckerung auch bei Zuckerwerten über 40 mg/dl entwickeln, da sie an sehr hohe Zuckerwerte gewöhnt sind. Um Unterzuckerung vorzubeugen ist es wichtig, regelmäßig den Blutzucker zu messen.

Therapie

Leichten Unterzucker kann man mit zuckerhaltiger Nahrung schnell beheben. Bei schwerer Unterzuckerung braucht der Patient dringend ärztliche Hilfe.
Leichten Unterzucker merkt der Patient in der Regel selbst und kann entsprechend reagieren. Meistens helfen ein bis zwei Stückchen Zucker oder Glukose oder ein Glas Fruchtsaft. Bei Zweifeln gilt: lieber zuviel als zu wenig einnehmen. Nach wenigen Minuten bilden sich die Anzeichen zurück.
Schwerer Unterzucker (hypoglykämischer Schock) mit Bewusstseinsstörungen wird vom Patient oft nicht bemerkt. Er benötigt aber sofort ärztliche Hilfe. Angehörige können versuchen, dem Patienten, bevor er bewusstlos wird, eine Traubenzuckerlösung einzuflößen. Ist er nicht mehr ansprechbar, hilft am schnellsten eine Spritze Glukagon, das die nötige Glukose aus den Körperspeichern ins Blut befördert. Den Umgang mit der Spritze sollten Angehörige beherrschen. Wer häufig an Unterzucker leidet, muss mit seinem Arzt Änderungen in der Diät oder der Insulinmenge besprechen und seinen Blutzuckerwert mehrmals täglich messen. Es ist wichtig, dass Familie und Umfeld eines Diabetikers die Anzeichen von Unterzucker erkennen können.

Prognose

Leichter Unterzucker ist in der Regel leicht zu behandeln. Da jede Abweichung vom normalen Stoffwechsel dem Körper aber langfristig schadet, sollte man Unterzucker möglichst vermeiden. Ausfallserscheinungen des Gehirns bei schwerer Unterzuckerung sind eine lebensbedrohliche Stoffwechselentgleisung. Der Patient gehört unverzüglich in klinische Behandlung.

7.3 Gicht

Definition

Gicht (Hyperurikämie) ist eine in akuten Schüben oder primär chronisch verlaufende Purin-Stoffwechselstörung, bei der es zur Auskristallisierung von Uratsalzen in den Gelenken kommt (Arthritis urica). Bei Männern tritt die Erkrankung häufiger auf als bei Frauen.

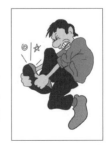

Ursache

Es wird unterschieden in:

▷ primäre Hyperurikämie, die genetisch bedingt ist
▷ sekundäre Hyperurikämie, als eine Erkrankung der Wohlstandsgesellschaft (Nahrungsüberfluss).

Harnsäure ist das Endprodukt des Purinstoffwechsels und wird zu 80% über die Niere und zu 20% über den Darm ausgeschieden. Purine befinden sich vermehrt in Innereien (Leber, Herz, Niere, Lunge) und in Hülsenfrüchten.
Zur Hyperurikämie kommt es entweder durch erhöhten Anfall von Harnsäure alimentär bedingt oder durch gesteigerten Zellabbau (maligne Tumoren). Auch Alkoholexzesse führen zu einer Erhöhung der Harnsäure im Blut.

Weitere Ursachen für eine Hyperurikämie können sein:

▷ verminderte renale Ausscheidung der Harnsäure
▷ Medikamente wie Diuretika und Salizylate.

Symptome

Uratkristalle lösen in den Gelenken entzündliche Reaktionen aus, die zu einem sehr schmerzhaften *Gichtanfall* führen können. Diese Anfälle treten hauptsächlich nachts auf. Die betroffenen Gelenke sind geschwollen, gerötet und erhitzt. Allein die Berührung durch die Bettdecke schmerzt.
Bei chronischer Gicht laufen die Vorgänge sehr viel langsamer ab, wobei es nicht zu solchen dramatischen Schmerzanfällen kommt. Es bilden sich vielmehr sog. *Tophi* an Prädilektionsstellen wie Ohrknorpel, Augenlider und Nasenflügel.
Harnsäure kann auch in den Nierenkelchen und Nierenbecken zu Uratsteinen auskristallisieren (Nephrolithiasis).

Diagnose

Die Bestimmung der Harnsäure im Blut gibt einen Hinweis auf die Erkrankung. Allerdings kann es auch ohne Erhöhung des Harnsäurespiegels im Blut zu einer Nephrolithiasis kommen.

Therapie

Im akuten Anfall: Colchizin und Analgetika
Die Langzeittherapie bei chronischer Gicht besteht in Urikostatika wie Allopurinol.

Die Umstellung der Ernährung (purinfreie Kost), Gewichtsreduktion sowie Einschränkung des Alkoholkonsums sind weitere wichtige therapeutische Maßnahmen.

Prognose

Bei ausreichender Behandlung und strikter Einhaltung der Therapie ist die Lebenserwartung normal. Auch die Nephropathie kann dadurch verhindert werden.

8 Erkrankungen der Nieren

Die Fachkompetenz für die Erkrankungen und Behandlung der Nieren liegt zu einem großen Teil beim Internisten sowie zum Teil beim Urologen. Dies deshalb, weil die Veränderungen des Nierenparenchyms in der Mehrzahl auf internistische Grundleiden zurückgehen, die der internistischen Behandlung bedürfen.
Viele Nierenerkrankungen sind auf autoimmunologische Reaktionen zurückzuführen. Somit ist hier für den Internisten auch ein Spezialwissen in der Immunologie von Wichtigkeit.

8.1 Pyelonephritis

Definition

Die Pyelonephritis ist eine Entzündung des Nierenparenchyms und des Nierenbeckens durch eine aufsteigende bakterielle Infektion. Frauen sind 100mal häufiger befallen als Männer.
Die Pyelonephritis kann akut oder auch chronisch verlaufen.
Die chronische Form kann über lange Zeit ohne wesentliche Symptome bestehen. Es kommt dabei zu einer Narbenbildung in den ableitenden Harnwegen, die zu Abflussstörungen führt und letztlich das Nierenparenchym schädigt.
Heilt eine akute Pyelonephritis nicht richtig aus, kann sie in eine chronische Form übergehen. Eine chronische Nierenbeckenentzündung kann die Nieren soweit schädigen, dass es zu einem vollständigen Nierenversagen mit Dialysepflichtigkeit kommt.

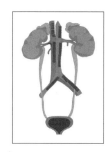

Ursache

Normalerweise befinden sich im Urin und im Harntrakt keine Keime. Verschiedene Faktoren können aber begünstigen, dass Bakterien über die Harnröhre bis zur Niere aufsteigen und dort eine Entzündung verursachen. Zu diesen Faktoren gehören in erster Linie Harnabflussstörungen, wie Nierensteine, Tumore oder eine vergrößerte Prostata. Auch Querschnittslähmungen und Fehlbildungen können zu Abflussstörungen führen.
Weitere Faktoren, die eine Nierenbeckenentzündung begünstigen sind:
▷ Schwangerschaft
▷ sexuelle Überaktivitäten (Honeymoon-Zystitis)
▷ Stoffwechselstörungen wie Gicht und Diabetes mellitus
▷ Missbrauch von Schmerzmitteln
▷ Eingriffe an den Harnwegen (Blasenkatheter)
▷ Abwehrschwäche
▷ In seltenen Fällen kann es auch zu einer Einschwemmung von Keimen aus dem Blut kommen.
▷ Sind ableitende Harnwege über längere Zeit verändert (Harnleiterenge, vesiko-urethraler Reflux), kann sich aus einer akuten Entzündung eine chronische entwickeln.

Symptome

Bei der akuten Entzündung besteht meist ein schweres Krankheitsgefühl mit folgenden Beschwerden:
▷ plötzlich auftretendes hohes Fieber mit Schüttelfrost
▷ heftige Schmerzen im Bereich beider Flanken (Klopfschmerz der Nieren)
▷ schmerzhaftes, häufiges und erschwertes Wasserlassen.

Bei der chronischen Entzündung ist das Erscheinungsbild meist uncharakteristisch:
▷ unklare Fieberzustände
▷ Kopfschmerzen, Abgeschlagenheit
▷ dumpfe Rückenschmerzen
▷ Brechreiz
▷ Bluthochdruck.

Diagnose

▷ Blutuntersuchung auf Nieren- und Entzündungswerte
▷ Urinprobe auf Bakterien, Leukozyten und Eiweiß
▷ Bakterienkultur aus dem Blut
▷ Sonografie der Nieren und ableitenden Harnwege
▷ Zystoskopie und evtl. Rö-Pyelografie.

Therapie

Nach dem Nachweis der Keime und Erstellung eines Antibiogramms möglichst zügiger Beginn einer entsprechenden antibiotischen Therapie (am zweckmäßigsten noch vor Eintreffen des Antibiogramms mit einem Breitbandantibiotikum). Wichtig ist eine reichliche Flüssigkeitszufuhr (mindestens zwei Liter pro Tag). Bettruhe beschleunigt den Heilungsprozess. Weglassen aller nierenschädigender Medikamente.

Bei rezidivierenden Entzündungen empfiehlt sich eine längerfristige, niedrigdosierte antibiotische Therapie.

Prognose

Nach etwa 24 Stunden sollte bei entsprechender Therapie eine deutliche Besserung der Beschwerden eingetreten und nach drei Tagen der Urinbefund wieder normal sein.
Die akute Nierenbeckenentzündung heilt im Allgemeinen ohne Folgen aus.

Wiederholte und chronische Verläufe können zu einer Funktionseinschränkung der Nieren führen. In seltenen Fällen kann es im Verlauf einer *Pyelonephritis* zu einer Sepsis kommen oder zu einer Abszessbildung im Nierenparenchym.

8.2 Glomerulonephritis

Definition

Die Glomerulonephritis ist eine der schwersten Nierenerkrankungen überhaupt, da sie sich als Autoimmunerkrankung diffus über beide Organe erstreckt und jedes Nephron als kleinste Funktionseinheit der Niere befällt. Es sind keine Bakterien die das Organ befallen, sondern der eigene Körper schädigt es mit seiner Immunabwehr.

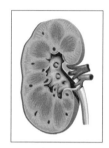

Je nach Verlauf unterscheidet man die akute von der chronischen Glomerulonephritis.

Ursache

Glomerulonephritiden werden durch eine Störung im Immunsystem hervorgerufen.

Die sogenannte *Poststreptokokken-Glomerulonephritis* tritt häufig nach Infektionskrankheiten mit Streptokokken auf (Angina, Scharlach) und entsteht dadurch, dass gebildete Antikörper (IgA-Antikörper) in den Filterzellen der Nierenkörperchen eingelagert werden. Sie rufen dort eine abakterielle Entzündung hervor, die zu einer massiven Funktionsstörung der Filterleistung führt. Bluteiweiße und Erythrozyten können nicht mehr zurückgehalten und schädliche Stoffwechselendprodukte nicht mehr ausgeschieden werden.

Als weitere Ursache werden *Antikörper* angenommen, die gegen die kapillären Basalmembranen der Glomeruli gerichtet sind. Diese Entstehungsursache ist oft verknüpft mit einer Lungenerkrankung, bei der es ebenfalls zu einer Zerstörung der alveolären Basalmembranen mit Hämoptyse (Bluthusten) kommt (*Goodpasture-Syndrom*). Bei dieser Erkrankung nimmt die Glomerulonephritis einen rapiden Verlauf mit infauster Prognose. Diese Glomerulonephritis wird auch als *Antibasalmembran-Antikörper-Glomerulonephritis* bezeichnet.

Weitere Entstehungsursachen werden vermutet, sind aber im Detail noch nicht sicher aufgeklärt.

Sind nur die Nieren betroffen, spricht man von einer *primären Glomerulonephritis*. Ist die Glomerulonephritis die Folge einer anderen Grunderkrankung (Lupus erythematodes, Schoenlein-Henoch-Purpura, Goodpasture-Syndrom) spricht man von *sekundärer Glomerulonephritis.*

Symptome

Klinisch unterschwellige, nicht zur Insuffizienz der Nieren führende Verläufe sind häufig. Im Gegensatz zur Nierenbeckenentzündung ist die Glomerulonephritis meist schmerzlos und wird lange nicht bemerkt. Manchmal fällt die Erkrankung erst dann auf, wenn die Nieren komplett zerstört sind und eine Dialyse bzw. Transplantation nicht mehr zu umgehen ist.
Das Vollbild der Glomerulonephritis ist durch Volhard-Trias gekennzeichnet:
▷ Makrohämaturie
▷ Ödeme
▷ Hypertonie.

Weiter treten auf:
▷ Proteinurie. Enthält der Urin eine große Menge an Eiweiß, wird dieser schaumig.
▷ Bisweilen kommt es auch zu einer Rotfärbung des Urins durch das ausgeschiedene Blut (Makrohämaturie).
▷ Erhöhung der Serum-Kreatinin-Konzentration
▷ Es kann zu einer akuten Verschlechterung der Nierenfunktion kommen (*akutes* Nierenversagen). Bei einem Teil der Patienten verliert die Niere langsam und über Jahre ihre Funktion bis zu einem dialysepflichtigen *chronischen* Nierenversagen.

Diagnose

▷ Ist der Urin im Rahmen einer Infektion sichtbar blutig, sollte durch eine ärztliche Kontrolle eine Glomerulonephritis ausgeschlossen werden.
▷ Untersuchung von Urin auf Eiweiß und Blut
▷ Wichtig ist es, eine bakterielle Entzündung auszuschließen. Notfalls Antibiotika.
▷ Sonografie der Nieren
▷ Gewebeprobe aus der Niere. Die histologische Untersuchung zeigt, welche Art der Glomerulonephritis vorliegt.

Therapie

Bei nur geringer Proteinurie und Hämaturie und noch ausreichender Nierenfunktion ohne Hypertonie und Kreatininerhöhung ist eine Behandlung nicht erforderlich. Die Befunde sollten regelmäßig kontrolliert werden. Häufig ist jedoch eine immunsuppressive Therapie notwendig, z.B. mit Kortison. Durch eine konsequente Therapie kann zum Teil die Nierenfunktion gebessert oder das Fortschreiten der Erkrankung aufgehalten werden.

▷ Auf eine ausreichend hohe Trinkmenge achten, sofern die Wasserausscheidung der Nieren noch nicht beeinträchtigt ist.

▷ Ein erhöhter Blutdruck sollte immer und konsequent behandelt werden, da der Hochdruck zusätzlich die Glomeruli schädigt. Bei erhöhtem Blutdruck besteht ein deutlich höheres Risiko, dass sich die Nierenfunktion verschlechtert. Das Ziel der Behandlung ist ein Blutdruck von etwa 125/80 mmHg.

▷ Bei Nachweis von Keimen → Antibiotika.

Prognose

Die Prognose hängt entscheidend von der Grunderkrankung ab. Sind nur die Nieren befallen, haben die Patienten selbst bei völligem Verlust der Nierenfunktion und Dialysepflicht eine relativ gute Lebenserwartung. Sie sind oft ideale Kandidaten für eine Nierentransplantation, da sie meist noch relativ jung sind. Allerdings kann die Krankheit auch in der transplantierten Niere nach vielen Jahren auftreten und die neue Niere in seltenen Fällen auch wieder zerstören.

8.3 Akutes Nierenversagen

Definition

Akutes Nierenversagen ist ein plötzlich einsetzendes Nachlassen der Nierenfunktion. Dieses Ereignis kann innerhalb von Stunden auftreten. Harnpflichtige Substanzen können dann nicht mehr ausgeschieden werden. Im Gegensatz zur chronischen Niereninsuffizienz bildet sich diese Einschränkung der Nierenfunktion bei entsprechender Therapie oft wieder vollständig zurück. Bis zu 80% der Fälle entstehen nach Operationen, Unfällen oder insbesondere nach Verbrennungen. Erst wenn mehr als 60% des Nierengewebes nicht mehr arbeitet, kommt es zum Nierenversagen. Dann nimmt die Entgiftungsfunktion (glomeruläre Filtrationsrate) stark ab und

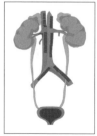

Substanzen, die eigentlich mit dem Harn ausgeschieden werden sollten, reichern sich im Blut an (Azotämie).

Das akute Nierenversagen kann zu einer lebensbedrohlichen Situation führen, wenn es nicht gelingt, die Filtration wieder in Gang zu setzen.

Ursachen

Die häufigste Ursache des akuten Nierenversagens ist eine Störung der Nierendurchblutung.

Allgemein unterscheidet man je nach Ursache folgende Formen des akuten Nierenversagens:

▷ *Verminderte Nierendurchblutung* (prärenales Nierenversagen) durch Blut- und Flüssigkeitsverlust im Rahmen von großen Operationen, nach schweren Unfällen (Schockniere) oder Veränderung der Nierendurchblutung durch bestimmte Medikamente (Kontrastmittel, manche Antibiotika,). Eine seltene Ursache kann auch eine Durchblutungsstörung der Nieren durch eine Herzinsuffizienz sein.

▷ *Schädigung des Nierengewebes* (renales Nierenversagen) durch Entzündungen (Glomerulonephritis), Infektionen mit Bakterien oder Viren (Pyelonephritis, interstitielle Nephritis) oder durch bestimmte Medikamente (Zytostatika). Seltene Ursache ist eine Störung der Blutgerinnung.

▷ *Störung des Harnabflusses* (postrenales Nierenversagen) im Bereich der ableitenden Harnwege wie Nierensteine, Tumoren, Prostatahypertrophie oder Harnröhrenverengung.

Symptome

▷ Zu Beginn bestehen häufig unspezifische Symptome wie rasche Ermüdbarkeit, Konzentrationsstörungen und Übelkeit.

▷ Oligurie: Es kommt zu einem Rückgang der Harnausscheidung. Die Urinmenge ist nur noch sehr gering (weniger als 500 ml in 24 Stunden).

▷ Anurie: Ist keine Urinausscheidung mehr vorhanden, spricht man von einer Anurie. Erste Anzeichen sind Ödeme in den Beinen. In der Folge kommt es zu Einlagerungen von Wasser in Organen wie der Lunge mit zunehmender Atemnot.

▷ Auf Grund des ansteigenden Kaliumwertes im Blut (Hyperkaliämie) können lebensbedrohliche Herzrhythmusstörungen auftreten.

Diagnose

Urin- und Blutuntersuchungen sind die wichtigsten diagnostischen Maßnahmen.
▷ Die Nierenwerte wie Kreatinin und Harnstoff im Blut steigen an. Zusätzlich findet sich eine Erhöhung des Kaliumspiegels.
▷ Sonografie zur Feststellung der Nierengröße oder eventueller Harnabflussstörungen. In manchen Fällen ist eine Nierenbiopsie zur Absicherung der Diagnose sinnvoll.

Therapie

Die Art der Behandlung des akuten Nierenversagens hängt von der Ursache ab.
▷ Harnabflussstörungen müssen beseitigt und alle nierenschädigenden Medikamente abgesetzt werden.
▷ Es werden Diuretika eingesetzt (Medikamente, welche die Diurese anregen).
▷ Führen diese Maßnahmen nicht zum Erfolg, muss das Blut durch eine Dialyse künstlich gereinigt werden, wobei die harnpflichtigen Substanzen aus dem Blut entfernt werden.

Prognose

Das akute Nierenversagen ist eine lebensbedrohliche Situation. Da es vor allem bei schwerkranken Patienten auftritt, ist die Sterblichkeit sehr hoch. Gelingt es aber, die Nierenfunktion durch entsprechende Maßnahmen schnell wieder anzuregen, ist die Prognose günstig. Nur in fünf Prozent der Fälle kommt es im weiteren Verlauf zu einer langsamen erneuten Verschlechterung der Nierenfunktion.

8.4 Chronisches Nierenversagen, chronische Niereninsuffizienz

Definition

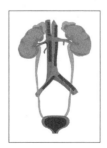

Bei einer Niereninsuffizienz (chronisches Nierenversagen) kommt es zu einem progressiven Untergang funktionsfähigen Nierengewebes. Dadurch wird die Niere in ihrer Fähigkeit, harnpflichtige Substanzen auszuscheiden eingeschränkt. Im fortgeschrittenen Stadium geht auch die Anpassungsfähigkeit an den Wasserhaushalt und den Elektrolythaushalt verloren.
Es kommt zu einer Überwässerung des Organismus, da die Nieren die mit der Nahrung aufgenommenen Flüssigkeitsmengen nicht mehr voll-

ständig ausscheiden können. Auch der Säure-Basen-Haushalt wird nicht mehr reguliert. Letztlich kommt es durch die Ansammlung von harnpflichtigen Substanzen im Blut zu einer Urämie und einer dekompensierten metabolischen Azidose mit Kreatininwerte > 7mg/dl. Der Endzustand ist ein vollständiges Nierenversagen. Da die Niere neben ihrer Ausscheidungsfunktion auch noch weitere Aufgaben besitzt, wie z.B. die Bildung von Erythropoetin für die Erythropoese, kommt es bei einem chronischen Nierenversagen zu einer Beeinträchtigung der Blutbildung und des Kreislaufsystems.

Ursache

In erster Linie sind es vaskuläre, glomeruläre und interstitielle Nierenerkrankungen, die zu einer chronischen Insuffizienz führen. Jede Niere beinhaltet mehr als eine Million Nierenkörperchen (Glomeruli). Diese Glomeruli bestehen aus Knäueln kleinster Kapillaren, durch die beim Erwachsenen täglich ungefähr 180 ml Blut fließen. Umgeben sind diese Kapillarschlingen von den sogenannten Bowman Kapseln, die den aus den Kapillaren abfiltrierten Primärharn aufnehmen und über die proximalen Nierenkanälchen ableiten.

Eine Reihe von Erkrankungen können das Nierengewebe und somit die Funktion der Glomeruli und der Nierentubuli stören. Die restlichen, noch gesunden Glomeruli müssen dann die Aufgabe der erkrankten mit übernehmen, was zunächst meistens sehr gut gelingt. Die Betroffenen bemerken deshalb ihre Erkrankung nicht. Das Leiden tritt erst in Erscheinung, wenn nicht mehr ausreichend gesundes Gewebe vorhanden ist.

Folgende Erkrankungen sind die häufigsten Auslöser des chronischen Nierenversagens:
▷ Diabetes mellitus
▷ Bluthochdruck (Hypertonie)
▷ Entzündung der Nierenkörperchen (Glomerulonephritis)
▷ Infektionen der Harnwege (chronische Pyelonephritis). Obstruktionen der Harnwege
▷ Zystennieren (angeborenes Leiden)
▷ Medikamentenmissbrauch, insbesondere von Schmerzmitteln
▷ Tumorerkrankung der Nieren.

Symptome

Sehr oft verläuft die sich entwickelnde chronische Niereninsuffizienz lange Zeit ohne Beschwerden. Ist die Nierenfunktion nur gering eingeschränkt, merken die

Patienten meist nichts von ihrer Erkrankung. Manche klagen lediglich über unspezifische Beschwerden wie Leistungsabfall und Müdigkeit.

Folgende Beschwerden treten bei fortgeschrittener Erkrankung gehäuft auf:
▷ geringe Urinmenge (weniger als einen halben Liter pro Tag, normal ist 1,5 Liter).
▷ Ödemneigung
▷ Hypertonie
▷ Anämie (renale Anämie)
▷ schäumender Urin durch zu viel Eiweiß im Urin
▷ Farbveränderungen des Urins durch Abbauprodukte des roten Blutfarbstoffs
▷ Knochenschmerzen
▷ Muskelschwäche
▷ Appetitlosigkeit
▷ Juckreiz am ganzen Körper.

Diagnose
▷ Urinausscheidung messen
▷ Kreatinin-Clearance
▷ Bestimmung der Nierenwerte im Blut (Kreatinin, Harnstoff, Harnsäure)
▷ Sonografie der Nieren
▷ Säure-Basen-Status (Azidose?)
▷ Elektrolytstörung beachten.

Therapie
Die Behandlung des chronischen Nierenversagens ist von der Ursache und dem Stadium abhängig. Prinzipiell gilt: Ein chronisches Nierenversagen ist nicht mehr rückgängig zu machen, da sich das zerstörte Gewebe nicht mehr regenerieren lässt.

Sowohl das Nierenversagen wie auch die Folgeerscheinungen müssen behandelt werden. Dazu sind eine Reihe von Maßnahmen erforderlich:
▷ spezielle Diät (vorwiegend eiweiß- und phosphatarm)
▷ reichlich Flüssigkeitszufuhr (2–2,5 Ltr. pro Tag) und gleichzeitig Gabe von harntreibenden Mitteln
▷ regelmäßige Kontrolle der Elektrolyte
▷ Behandlung der Hypertonie
▷ Behandlung von Harnwegsinfekten

▷ Behandlung der renalen Anämie
▷ Behandlung von Knochenkrankheiten (Vitamin-D-Mangel auf Grund der Niereninsuffizienz.

Durch eine konsequente Therapie lassen sich schwere Komplikationen an Herz, Gefäßsystem und Knochen weitgehend vermeiden. Dennoch verschlechtert sich die Nierenfunktion in vielen Fällen so weit, dass eine Blutwäsche (Dialyse) oder Nierentransplantation notwendig wird.

Prognose

Die Lebenserwartung von Patienten mit chronischer Niereninsuffizienz ist verkürzt, vor allem, wenn ein Diabetes mellitus die Ursache der Niereninsuffizienz ist. Über die Hälfte der Patienten verstirbt an Erkrankungen des Herz-Kreislaufsystems.

8.5 Nierensteine (Nephrolithiasis)

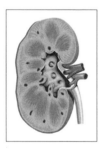

Definition

Nierensteine (Nephrolithiasis) sind Ablagerungen, die sich aus Bestandteilen des Urins bilden. Sie entstehen in den Kanälchen der Niere, im Nierenbecken und in den ableitenden Harnwegen. Verursacht werden sie unter anderem durch falsche Ernährung.
Die häufigsten Nierensteine (70%) sind Ablagerungen aus Kalziumsalzen im Urin (Ca-Oxalat, Ca-Phosphat). Weitere Ablagerungen bestehen beispielsweise aus Harnsäure (40%), Magnesium-Ammonium-Phosphat und Cystin. Die Größe von Nierensteinen reicht von Reiskorngröße bis zu Steinen, die das ganze Nierenbecken ausfüllen. Solange sie sich in den Nieren befinden ohne harnableitende Wege zu verschließen, verursachen sie keine Beschwerden. Sehr schmerzhaft wird es, wenn sie sich lösen und in den Harnleiter gelangen.

Ursache

Warmes Klima und damit einhergehendes starkes Schwitzen begünstigt die Entstehung von Nierensteinen. Der Verlust von Körperflüssigkeit führt zu einer erhöhten Kalziumkonzentration im Urin. Die Kalziumsalze können sich in Form von Steinen ablagern.

Die Entstehung wird durch folgende Faktoren begünstigt:
▷ Ernährung, die dem Körper Flüssigkeit entzieht und somit den Harn mit Salzen übersättigt, wie z.B. Spargel und Rhabarber.
▷ Harnstauung durch Narben, Verengungen oder Fehlbildungen in den Nieren oder ableitenden Harnwegen
▷ wiederholte Harnwegsinfektionen
▷ zu geringe Flüssigkeitsaufnahme
▷ Gewichtsabnahme.

Symptome

Nierenkonkremente schmerzen nur dann, wenn sie in die ableitenden Harnwege gelangen und dort abwandern. Man nennt sie dann Harnleitersteine. Dies ist besonders bei kleinen Steinen möglich, große Steine verbleiben meist im Nierenbecken. Da feste Konkremente im Harnleiter teilweise sehr langsam abgehen, führen sie zu entzündlichen Irritationen des Ureters mit sehr starken, krampfartigen Schmerzzuständen (Ureterkoliken).

Nieren- oder Ureterkoliken können mit folgenden Symptomen einhergehen:
▷ Abhängig vom Sitz des Steines kommt es zu stechenden, krampfartigen Schmerzen im Rücken oder im seitlichen Unterbauch.
▷ Bei tiefsitzenden Steinen reicht die Schmerzausstrahlung bis in den Genitalbereich.
▷ Zeitgleich treten Übelkeit und Erbrechen auf.
▷ kein Stuhlgang, keine Blähungen (reflektorischer Darmverschluss)
▷ verminderte Harnausscheidung
▷ Mikro- oder Makrohämaturie, da die Konkremente die Mukosa der Harnwege verletzen können.

Ganz kleine Konkremente fließen mit dem Harn ab und verursachen höchstens einen kleinen stechenden Schmerz beim Urinieren. Koliken, die von Steinen mit einer Größe von etwa einem halben Zentimeter hervorgerufen werden, enden meist nach einigen Stunden mit dem Abgang des Steins in die Blase. In schweren Fällen, wenn sich der Stein festsetzt, kann der Abgang mehrere Tage dauern.
Dauerhafte, große Nierensteine können sich durch dumpfen Druck in der Nierengegend bemerkbar machen. Sie können zusätzlich bakterielle Infektionen begünstigen, die bis zu einer Urosepsis mit hohem Fieber führen, wenn Bakterien aus den Harnwegen in den Blutkreislauf übertreten. Eine weitere Komplikation ist die mögliche Entstehung einer Schrumpfniere.

Diagnose

▷ Urinuntersuchung auf Blut und Bakterien
▷ Sonografie des Urogenitaltraktes
▷ Röntgendiagnostik von Niere und ableitenden Harnwegen mit und ohne Kontrastmittel
▷ Computertomografie.

Therapie

Die Therapie hängt von Art und Größe der Konkremente ab:
▷ Bei einer Kolik wird versucht, mit viel Flüssigkeit, krampflösenden Medikamenten, die zum Teil auch gleichzeitig schmerzstillend wirken, den Stein auszuschwemmen.
▷ Harnsäuresteine lassen sich unter Umständen medikamentös auflösen. Dieses Verfahren wird als Urolitholyse bezeichnet.

Gleichzeitig wird eine Steinprophylaxe eingeleitet, da Harnsteine sich immer wieder bilden können. Die Prophylaxe besteht in einer Ernährungsumstellung auf salzarme- und eiweißarme Kost und vor allem auf reichliche Flüssigkeitszufuhr.

Ist ein spontaner Steinabgang nicht zu erreichen, oder liegt bereits eine Nierenschädigung vor, können folgende Therapieversuche durchgeführt werden:
▷ Extrakorporale Stoßwellen-Lithotripsie: Die Steine werden dabei mit Ultraschall geortet und dann mittels Stoßwellen zertrümmert.
▷ Ureteroskopie: Dabei wird mit einem Endoskop durch die Harnröhre in die Blase und weiter in den Harnleiter eingegangen und dann unter Sicht das Konkrement entweder zertrümmert oder/und mit speziellen Greifsonden entfernt.
▷ Nur selten muss der Stein durch eine offene Operation entfernt werden.

Prognose

Nierensteine können immer wieder auftreten. Durch eine entsprechende Prophylaxe lässt sich die Wahrscheinlichkeit jedoch drastisch reduzieren.
Als Komplikationen können z.B. Entzündungen des Nierenbeckens, Urosepsis oder ein akutes Nierenversagen auftreten.

8.6 Fehlbildungen der Niere

Definition

Fehlbildungen der Niere sind angeborene Anomalien mit mehr oder weniger ausgeprägter Funktionseinschränkung. Viele bleiben asymptomatisch, andere sind mit dem Leben nicht vereinbar oder erfordern im weiteren Verlauf eine Dialyse oder Transplantation.

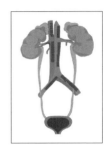

Die häufigsten Anomalien sind:
▷ Nierenaplasie
▷ Hufeisenniere
▷ Kuchenniere
▷ Doppelniere
▷ Zystenniere
▷ Beckenniere.

Nierenaplasie ist das angeborene Fehlen einer Niere. Im Gegensatz zur *Nierenagenesie* (fehlende Anlage *beider* Nieren) können Reste der Nierenanlage und ein blind endender Ureter vorhanden sein.

Bei der Aplasie ist meistens eine gesunde Niere vorhanden, die Fehlbildung bleibt somit asymptomatisch, die doppelseitige Agenesie ist mit dem Leben nicht vereinbar.

Die *Hufeisenniere* ist eine Form der Verschmelzungsniere. Sie ist dadurch gekennzeichnet, dass die unteren Nierenpole – vor der Aorta liegend – verschmolzen sind. Gleichzeitig zeigt der Nierenhilus mit den Ureterabgängen nach ventral.

Die *„Kuchenniere"* entsteht durch Lage- und Rotationsanomalie. Pyelon und Ureter liegen vorn, und der Ureter kreuzt über den unteren Nierenpol.

Die *Doppelniere* ist eine Niere mit zwei getrennten Nierenbecken und zwei Ureterabgängen (Ureterfissus, Ureter duplex).

Zystennieren sind angeborene oder erworbene Nierenerkrankungen mit zystischer Veränderung des Parenchyms.

Eine *Beckenniere* ist eine im Beckenbereich lokalisierte Niere (Senkniere). Die Beckenniere kann bei Frauen ein Geburtshindernis darstellen. Sie wird manchmal irrtümlich als Genitaltumor gedeutet.

Ursachen

Nierenanomalien sind mehrheitlich angeboren. Lediglich die Zystenniere kann sich durch Gewebszerfall bei Niereninfarkt, Nieren-Tbc oder Pyelonephritis später ausbilden.

Symptome

Viele der Nierenanomalien verlaufen symptomlos. Es sei denn, der gesunde Parenchymanteil reicht für eine ausreichende Filtration harnpflichtiger Substanzen nicht aus oder der Harnabfluss ist behindert. Auch aszendierende Infektionen und Konkrementbildungen können häufiger sein.

Therapie

Nur bei schwerwiegender Symptomatik ist eine Therapie erforderlich. Infektionen und Stauungen können therapiert werden, Fehlbildungen weniger.
In Extremfällen, bei unzureichender Filtration bleiben Dialyse oder Transplantation.

8.7 Hämodialyse

Was ist Dialyse?

Intakte Nieren filtern toxische Stoffwechselprodukte (harnpflichtige Substanzen) aus dem Blut heraus und scheiden sie mit dem Urin aus. Die erkrankte Niere ist dazu nicht mehr in der Lage. Eine Blutreinigung (Dialyse) ist für diesen Patienten lebensnotwendig geworden.
Bei der Dialyse wird das Blut extrakorporal über eine semipermeable Membran geschickt, die bestimmte Stoffe auf dem Wege des physikalischen Prinzips der Osmose abfiltriert.
Dialyse ist also eine künstliche Blutwäsche, die dazu dient, schädliche Stoffe aus dem Blut zu entfernen.
Sie findet ambulant unter ärztlicher Aufsicht in dafür eingerichteten Dialysezentren statt. Der Patient muss sich einem festen Zeitplan anpassen, wobei meistens dreimal wöchentlich für jeweils drei bis vier Stunden dialysiert wird.

Es gibt zwei verschiedene Dialyseverfahren:
▷ die Hämodialyse über einen extrakorporalen Dialysator („künstliche Niere")
▷ die Peritonealdialyse, bei der das Bauchfell als Membran genutzt wird (in Deutschland weniger eingesetzt).

Wie funktioniert die Hämodialyse ?

Bei der Hämodialyse macht man sich das physikalische Prinzip der Osmose zunutze. Das Blut besitzt eine andere Konzentration an harnpflichtigen Substanzen und Blutsalzen als die Flüssigkeit im Dialysator. Daher wandern diese Substanzen aus dem Blut in das Dialysat. Umgekehrt lässt sich das Blut durch eine bestimmte Zusammensetzung des Dialysats mit entsprechenden Stoffen anreichern. Aus dem Blut werden also schädliche Stoffe entfernt und erwünschte Stoffe eingefügt.

Eine Dialyse kann die Funktion der Nieren nicht vollständig ersetzen. Durch eine optimale Hämolysetherapie sowie durch eine zusätzliche, sorgfältige Therapie von Bluthochdruck und Anämie lassen sich aber Spätschäden deutlich vermindern und ihr Auftreten verzögern.

Für die Hämodialyse gilt allgemein der Grundsatz:

Je länger (Stunden pro Woche) und häufiger die Patienten dialysiert werden, umso geringer sind die Spätschäden und umso länger ist die Lebenserwartung. Auch wenn die Einschränkung durch eine regelmäßige, dreimal wöchentliche Hämodialyse nicht unterschätzt werden darf, bietet die Dialyse trotz völligen Ausfalls des lebenswichtigen Organs Niere eine lange Überlebensdauer mit guter Lebensqualität. Nicht zuletzt kann die Hämodialyse auch eine jahrelange Wartezeit überbrücken, bis ein geeigneter Nierenspender für eine Transplantation gefunden wird.

9 Erkrankungen der Harnwege

☞

Die Erkennung und Behandlung der ableitenden Harnwege ist die Domäne des Urologen.
Eine große Rolle spielen in der Urologie die aszendierenden Infektionen. Insofern ist der Urologe angewiesen auf die Mitarbeit des Bakteriologen, wenn es um die Resistenzbestimmungen geht und die Erstellung eines Antibiogramms.

9.1 Zystitis

Definition

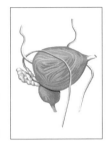

Eine Harnwegsinfektion ist eine Entzündung der ableitenden Harnwege, die durch Bakterien hervorgerufen wird.

Man unterscheidet zwei Formen:

▷ Die untere Harnwegsinfektion ist eine Entzündung der Harnröhre (*Urethritis*) und der Harnblase *(Zystitis)*.

▷ Die obere Harnwegsinfektion ist eine Entzündung des *Nierenbeckens* (siehe dort).

Frauen sind von aszendierenden Harnwegsinfektionen häufiger befallen als Männer. Die Ursache liegt in einer deutlich kürzeren Harnröhre der Frau, die von Keimen aller Art leichter durchwandert werden kann.

Ursache

Verschiedene Ursachen erleichtern es den Keimen, sich in den Harnwegen zu vermehren und Entzündungen hervorzurufen:

▷ Die kurze Harnröhre bei Frauen begünstigt das Eindringen von Bakterien, insbesondere in der Schwangerschaft und nach der Geburt.

▷ Auch ein Östrogenmangel bei Frauen während und nach den Wechseljahren fördert das Keimwachstum.

▷ Bei älteren Männern verursacht häufig eine vergrößerte Prostata die Beschwerden.

▷ Harnabflussstörungen wie Harnsteine, Verengung der Harnröhre, Rückfluss von Harn in die Harnleiter (Reflux)

▷ Kompression durch Tumore

▷ Stoffwechselerkrankungen wie Diabetes und Gicht

▷ Eingriffe an den Harnwegen, z.B. Katheterisieren der Harnblase

▷ Abwehrschwäche bei chronisch Kranken und Säuglingen

▷ Medikamente wie Kortison

▷ Verschleppung von Keimen bei besonders intensivem Geschlechtsverkehr sowie bestimmten Sexualpraktiken (Analverkehr).

Oft ist auch eine falsch ausgeführte Hygiene Ursache für Harnwegsinfektionen. Es ist wichtig, dass Frauen und Mädchen sich immer von der Scheide in Richtung des Afters abputzen. Niemals in die Gegenrichtung, was ein Eindringen von Kolikeimen in die Harnröhre und Scheide begünstigen würde.

Symptome

Bei Urethritis und Zystitis:

▷ Schmerzen und Brennen beim Wasserlassen. Die Blasenentleerung fällt schwer (Dysurie).

▷ Häufiger Drang zum Wasserlassen (Pollakisurie) mit geringen Harnmengen

▷ Schmerzen über dem Schambein, evtl. Blasenkrämpfe.

Treten zusätzlich noch folgende Anzeichen hinzu, deutet dies auf eine Nierenbeckenentzündung (Pyelitis) hin:

▷ hohes Fieber, eventuell Schüttelfrost

▷ Schmerzen in der Nierengegend. Klopfschmerz in der Nierengegend

▷ schweres Krankheitsgefühl

▷ Blutbeimengungen im Urin.

Diagnose

▷ Fieberkontrolle

▷ körperliche Untersuchung

▷ Urinkultur auf Bakterien und Untersuchung des Urins auf Eiweiß und Leukozyten

▷ Sonografie zum Ausschluss einer Erkrankung im Unterleib.

Zur Harnuntersuchung benötigt man den sogenannten „Mittelstrahlurin". Der erste Harnstrahl wird verworfen, da er noch mit Keimen kontaminiert sein kann. Danach wird der Urin in einem sterilen Behälter aufgefangen und untersucht.

Therapie

Zunächst müssen alle Faktoren, die eine Harnabflussstörung verursachen könnten, ausgeschlossen werden. Tritt Fieber auf und handelt es sich somit offenbar um eine Infektion der oberen Harnwege, müssen in der Regel Antibiotika eingesetzt werden. Häufig werden zunächst Breitbandantibiotika benutzt, bis das Ergebnis des Antibiogramms vorliegt. Danach erfolgt eine gezielte Behandlung, wenn die Beschwerden nicht schon bereits gebessert sind.

Prognose

Ein Harnwegsinfekt heilt unter der richtigen Therapie innerhalb weniger Tage ab. Jedoch besteht – insbesondere bei Frauen – ein erhöhtes Rezidivrisiko.

9.2 Uretersteine

Definition

Uretersteine sind Konkremente, die sich in der Niere durch Auskristallisation gebildet haben. Nur kleinere Konkremente können in den Ureter gelangen, größere verbleiben im Nierenbecken und können dort bis zu sog. Ausgusssteinen heranwachsen.

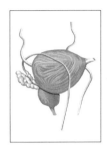

Ursache

(Entstehung von Nierenkonkrementen siehe auch unter Nephrolithiasis)
Warmes Klima und damit einhergehendes starkes Schwitzen begünstigt die Entstehung von Nierensteinen. Der Verlust von Körperflüssigkeit führt zu einer erhöhten Kalziumkonzentration im Urin. Die Kalziumsalze können sich in Form von Steinen ablagern.

Die Entstehung wird durch folgende Faktoren begünstigt:

▷ Ernährung, die dem Körper Flüssigkeit entzieht und somit den Harn mit Salzen übersättigt, wie z.B. Spargel und Rhabarber.
▷ Harnstauung durch Narben, Verengungen oder Fehlbildungen in den Nieren oder ableitenden Harnwegen
▷ wiederholte Harnwegsinfektionen
▷ zu geringe Flüssigkeitsaufnahme
▷ Gewichtsabnahme.

Symptome

Bei kleineren Steinen, die in den Harnleiter gelangen, kommt es zu starken krampfartigen Schmerzen (Koliken) in den Flanken und im seitlichem Unterbauch. Bei tiefsitzenden Steinen reicht die Schmerzausstrahlung bis in den Genitalbereich. Die Koliken können so heftig auftreten, dass es zur Übelkeit und Erbrechen kommt. Da die festen Konkremente zu Traumatisierungen der zarten Ureterenschleimhaut führen können, kommt es zu Mikro- oder sogar zu Makrohämaturien. Nicht selten zeigt sich ein reflektorischer Darmverschluss.

Diagnose

Die Symptomatik ist sehr typisch, sodass die Diagnose relativ leicht zu stellen ist. Zweifel können aufkommen bei anderen schmerzhaften Erkrankungen im Unterbauch wie z.B. einer stielgedrehten oder rupturierten Ovarialzyste. Bei einer Appendizitis oder Adnexitis sind die Entzündungsparameter stark erhöht, bei der Ureterkolik weniger. Das erleichtert die Differentialdiagnostik.

Therapie

Die Therapie hängt von Art und Größe der Konkremente ab:

▷ Bei einer Kolik wird versucht, mit viel Flüssigkeit, krampflösenden Medikamenten, die zum Teil auch gleichzeitig schmerzstillend wirken, den Stein auszuschwemmen.

▷ Harnsäuresteine lassen sich unter Umständen medikamentös auflösen. Dieses Verfahren wird als Urolitholyse bezeichnet.

Gleichzeitig wird eine Steinprophylaxe eingeleitet, da Harnsteine immer wieder auftreten können. Die Prophylaxe besteht in einer Ernährungsumstellung auf salzarme- und eiweißarme Kost und vor allem auf reichliche Flüssigkeitszufuhr.

Prognose

Uretersteine können im Gefolge von Nierensteinen immer wieder auftreten. Durch eine entsprechende Ernährungsumstellung kann das Risiko aber deutlich reduziert werden.

9.3 Ureteranomalien

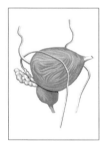

Definition

Uretermissbildungen treten oft im Gefolge von Nierenanomalien auf.

▷ *Agenesie.* Bei der Agenesie fehlt der Ureter ganz. Nierengewebe und Ureter sind einseitig oder beidseitig nicht angelegt.

▷ *Doppelter Ureter* (Ureter duplex)

Kompletter Ureter duplex → zwei Ureterostien in der Blase auf der betroffenen Seite.

Inkompletter Ureter duplex (Ureterfissus) → nur ein Ureterostium, d.h. der doppelte Ureter vereinigt sich vor dem Eintritt in die Blase.

▷ *Ureterzyste (Ureterozele)* ist eine zystische Erweiterung des intravesikalen Ureterdaches, als Folge einer Stenosierung.

▷ *Megaureter* ist ein erweiterter und geschlängelter Ureter bei prävesikaler Obstruktion.

Ursachen

Ureter duplex, Ureterfissus und Ureteragenesie sind angeboren. Die Zystenbildungen und der Megaureter entstehen durch Obstruktion des prävesikalen Ureteranteils oder Tumorkompression von außen. Dadurch kommt es zu einer massiven Aufstauung des Urins.

Symptome

Abflussbehinderungen führen zu schmerzhaften Stauungen. Doppelte Ureteren und Ureterfissus sind asymptomatisch. Ureteragenesie einseitig bleibt zunächst symptomlos, da die Niere der Gegenseite voll kompensiert. Doppelseitig ist sie mit dem Leben nicht vereinbar.

Therapie

Operative Beseitigung der Abflusshindernisse oder Schienung durch Einlage eines Stents.

10 Erkrankungen des hormonellen Systems

☞

Mit den Erkrankungen des hormonellen Systems befasst sich die Endokrinologie, *ein bedeutender Zweig der inneren Medizin.*
Die Endokrinologie ist ein sehr komplexes Gebiet und stellt hohe Anforderungen an das Spezialwissen des Endokrinologen.
Besonders bei den Schilddrüsenerkrankungen ergeben sich Überschneidungen mit der Chirurgie aber auch mit der Radiologie (Nuklearmedizin).
Der Radiologe *erstellt Schilddrüsen-Szintigramme, die für die Op-Indikation eines Schilddrüsenleidens von Wichtigkeit sind.*

Die oben genannten hormonellen Erkrankungen geben nur eine Auswahl wieder.
De facto gibt es eine Vielzahl von endokrinologischen Erkrankungen, nicht zuletzt auch aus dem gynäkologischen Bereich. Hier wird die Kooperation mit dem Gynäkologen eine wesentliche Rolle spielen.

10.1 Schilddrüsenentzündung (Thyreoiditis)

Definition

Eine sehr schmerzhafte Entzündung der Schilddrüse.
Im Allgemeinen werden drei Formen unterschieden:
▷ akute Thyreoiditis (bakteriell)
▷ subakute Thyreoiditis (nicht durch Infektion)
▷ chronische Thyreoiditis (Autoimmunerkrankung).

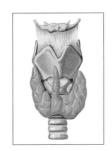

Akute Form

Ursache

Durch Bakterien hervorgerufen, entweder auf dem Blut- oder Lymphweg.

Symptome

Plötzlich starke Schmerzen und Anschwellung in wenigen Stunden bis Tagen (seltenes, unter 1% aller Schilddrüsenerkrankungen liegendes Ereignis).
Fieber, Erhitzung und Rötung der Schilddrüsengegend. Der Schmerz strahlt in den Unter- und Oberkiefer aus, oft auch bis ins Ohr. Schwellung der regionalen Lymphknoten.
Funktionsstörungen treten zunächst nicht auf.

Diagnose

▷ Wegweisend ist der starke Schmerz mit der Schwellung.
▷ BSG, Leukos sowie CRP sind stark erhöht.
▷ Punktion zur Keimbestimmung mit Antibiogramm
▷ Sonografie zum Ausschluss von eingebluteten Zysten.

Therapie

▷ Antibiotikum nach Austestung
▷ kühlende Umschläge
▷ bei Eiterbildung Punktion oder Inzision.

Chronische Form

Ursache

Als Ursache wird eine genetische Disposition und eine Autoimmunreaktion angenommen. Genetisch findet sich eine familiäre Häufung.

Die chronische Form ist schmerzlos und verläuft über Jahre. Die Schilddrüse wird dabei teilweise oder sogar vollständig zerstört. Das Krankheitsbild ist sehr variabel. Die Größe der Drüse kann langsam abnehmen → atrophische Form, oder es kommt zu einer Vergrößerung (Struma) → hypertrophe Form (Hashimoto Thyreoiditis).

Symptome

Sehr vielfältig. Symptome wie bei einer Hyperthyreose aber auch Hypothyreose können schleichend auftreten. Typisch ist die langsame Entwicklung von Druck- und Spannungsgefühl ohne Schmerzen.

Diagnose

Die Krankheit wird meistens im Rahmen einer Schilddrüsenfunktionsstörung diagnostiziert. Oder auch zufällig durch eine Sonografie. Neben den Symptomen einer Hypo- oder Hyperthyreose gibt nicht selten eine positive Familienanamnese einen Hinweis. Auch der Nachweis von schilddrüsenspezifischen Antikörpern ist ein sicheres Zeichen einer Erkrankung.

Therapie

Die Therapie der chronischen Thyreoiditis muss variabel sein. Der Verlauf ist nicht vorhersehbar. Laufende Kontrollen und eine Anpassung der Therapie sind immer erforderlich.

10.2 Schilddrüsenüberfunktion

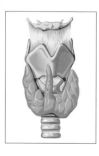

Definition

Die Schilddrüse bildet zu viel Thyroxin und Trijodthyronin. Diese Hormone regulieren den Stoffwechsel in jeder Zelle (Grundumsatz). Die Überfunktion führt zu einer Vergrößerung der Drüse (Kropf, Struma). Bei zu viel Hormonen beschleunigt sich der Stoffwechsel. Alle Prozesse laufen zu schnell ab.

Es gibt zwei Formen der Überfunktion:

▷ *Funktionelle Autonomie:* vor allem bei älteren Leuten. Die Drüse ist knotig verdickt (Knotenstruma). Man nennt diese Knoten autonome Adenome.

▷ *Morbus Basedow:* bei jüngeren Patienten. Frauen sind fünfmal häufiger betroffen. Dabei kommt es nur zu einer geringeren Vergrößerung der Drüse trotz Überfunktion aber zu einem Exophthalmus.

Ursachen

Autonome Adenome entstehen durch Jodmangel. Dies führt zu einer Vergrößerung der Drüse als Ausdruck der Kompensation.

Bei zu hohem Jodangebot (z.B. jodhaltiges Rö-Kontrastmittel) kann es dabei zur Thyreotoxikose kommen.

Morbus Basedow ist eine Autoimmunerkrankung. Das Immunsystem bildet fälschlicherweise Antikörper gegen die eigenen Drüsenzellen. Dabei kommt es dann, als Kompensationsmechanismus, zu einer überschießenden Hormonproduktion in den noch gesunden Zellen.

Symptome

Siehe unten.

Diagnose

▷ Nachweis des Hormons im Blut
▷ bei Basedow Nachweis von Antikörpern im Blut
▷ Sonografie
▷ Szintigrafie.

Therapie

▷ Mit Medikamenten, die die Produktion von Thyroxin hemmen. Behandlung nur unter strenger Kontrolle. Die eigentliche Ursache wird durch Medikamente nicht behoben sondern nur die Symptomatik.

▷ Durch Operation, danach tritt häufig eine Unterfunktion auf.

▷ Radio-Jod-Therapie, Speicherung des radioaktiven Jods und damit Vernichtung der Drüsenzellen. Auch hiernach sehr häufig Unterfunktion, die dann die Einnahme von Thyroxin erforderlich macht.

Prognose

Durch eine adäquate Therapie ist ein völlig normales Leben möglich.

Da die Symptomatik der Schilddrüsenüberfunktion sehr komplex ist, wird sie in der folgenden Zusammenstellung noch einmal aufgelistet:

Symptome der Schilddrüsenüberfunktion

▷ Nervosität, Schlaflosigkeit, innere Unruhe, Reizbarkeit, leicht Tränenausbrüche
▷ Zittern der Hände
▷ Tachykardie und Arrythmie
▷ Hitzewallungen, Wärmeempfindlichkeit und rasches Schwitzen
▷ Warme und feuchte Haut
▷ Gewichtsverlust trotz erhöhtem Appetit
▷ Muskelschwäche
▷ Muskelschmerzen und Muskelträgheit
▷ häufiger und weicher bis flüssiger Stuhlgang
▷ gesteigerter Haarausfall
▷ Beim Morbus Basedow kommt es in 60% der Fälle zusätzlich zu lichtempfindlichen, tränenden Augen und Sehen von Doppelbildern. Die Augen können nach vorne treten. Ein starrer, „glotzender" Blick, bzw. panischer Blick entsteht. Das Ausmaß dieser endokrinen Orbitopathie (Exophthalmus) ist unabhängig von der Stärke der Überfunktion.
▷ Im Alter sind die Symptome oft wenig vielfältig und nur spärlich ausgeprägt. Oft ist ein schneller, unregelmäßiger Puls das einzige Anzeichen.

10.3 Schilddrüsenunterfunktion

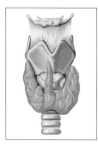

Definition

Zu wenig oder keine Produktion von Thyroxin und Trijodthyronin in der Schilddrüse. Es gibt eine angeborene und eine erworbene Form. Alle Stoffwechselvorgänge laufen dabei verlangsamt ab. Meist tritt das Leiden zwischen dem 40. und 60. Lebensjahr auf.

Ursache

Angeborene Formen entstehen durch eine mangelhafte Entwicklung der Schilddrüse bei Schilddrüsenunterfunktion der Schwangeren.
Erworbene Unterfunktionen sind am häufigsten Folge einer chronischen Entzündung der Schilddrüse (*Hashimoto-Thyreoiditis*). Dabei bildet der Körper Antikör-

per gegen das eigene Schilddrüsengewebe (Autoimmunreaktion). Das Drüsengewebe wird zerstört und kann nicht mehr genügend Schilddrüsenhormone produzieren. Eine Ursache für die Bildung von Antikörpern ist nicht bekannt.

Zu wenig Schilddrüsenhormone kann auch die Folge einer vorausgegangenen Behandlung von Überfunktionen sein. Ebenso kann es Folge einer Kropfoperation sein oder einer Radio-Jod-Therapie.

Seltene Ursache für eine Unterfunktion kann auch die mangelhafte Bildung des Schilddrüsensteuerungsystems (thyreotropes Hormon) des Hypophysenvorderlappens sein.

Symptome

Die Schilddrüsenunterfunktion betrifft wie die Überfunktion alle Organe des Körpers. Der innere und äußere Lebensrhythmus verlangsamt sich. Leistungs- und Konzentrationsschwäche, Müdigkeit, Desinteresse, gesteigerte Kälteempfindlichkeit und Verstopfung sind typische Symptome. Ein Kropf kann als Folge einer versuchten Kompensation der Drüse auftreten.

Bei älteren Menschen ist der Leistungsabfall oft das einzige Symptom. Die Unterfunktion wird deshalb oft verkannt und mit allgemeiner Altersschwäche verwechselt.

Babys mit angeborener Unterfunktion zeigen Trinkfaulheit, Verstopfung und Bewegungsarmut. Im weiteren Verlauf kommt es dann – bei nicht Behandlung – zu Wachstumsrückstand und geistiger Retardierung (Kretinismus).

Weitere Symptome bei ausgeprägtem Hormonmangel siehe unten.

Diagnose

▷ Hormonbestimmung im Blut
▷ Nachweis von Antikörpern im Blut
▷ sonografische Größenbestimmung eventuell mit einer Probeexzision
▷ Szintigrafie
▷ bei Neugeborenen Routinetest.

Therapie

Lebenslange Hormonsubstitution. Bei richtiger Einstellung kann der Patient ein völlig normales Leben führen. Die intrauterin erworbenen geistigen Störungen sind allerdings nicht mehr rückgängig zu machen.

Symptome der Schilddrüsenunterfunktion

▷ verringerter Appetit
▷ trockene und kühle Haut
▷ Gewichtsabnahme
▷ heisere und tiefe Stimme
▷ dünner werdendes und struppiges Haar
▷ Herzvergrößerung durch Verlangsamung des Herzschlages (Bradykardie)
▷ Früharteriosklerose in Folge von erhöhten Cholesterinwerten
▷ Zyklusstörungen bei Frauen.

10.4 Schilddrüsenkarzinom

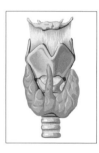

Definition

Bösartige Neubildung in der Schilddrüse unterschiedlicher histologischer Struktur.

Man unterscheidet:
▷ Karzinome, von den Thyreozyten ausgehend, differenziert: papillär oder follikulär, undifferenziert: spindelzellig oder kleinzellig
▷ medulläre Karzinome
▷ Plattenepithelkarzinome.

Ursache

Weitgehend unbekannt. Strahlenbelastung scheint eine Rolle zu spielen.

Symptome

Differenzierte Tumoren wachsen sehr langsam, entdifferenzierte sehr schnell.
Bei 95% zeigen sich als erster Hinweis Knotenbildungen innerhalb der Schilddrüse (Struma maligna).

Weitere Hinweise sind:
▷ Heiserkeit (bedingt durch Rekurrensparese)
▷ Schluckbeschwerden (Dysphagie)
▷ Lymphknotenvergrößerungen im Halsbereich.

Diagnose

▷ Familienanamnese
▷ Palpation
▷ Szintigrafie und Sonografie
▷ evtl. Feinnadelbiopsie
▷ Labor: Kalzitonin und Thyreoglobulin im Blut.

Therapie

Je nach Ausdehnung:

▷ in erster Linie operativ: Thyroidektomie mit Entfernung der regionären Lymphknoten
▷ Radiojodtherapie bei restlichem Tumorgewebe oder Lymphknotenmetastasen
▷ perkutane Bestrahlung.

Prognose

Je nach histologischer Struktur. Die günstigste Prognose hat ein differenziertes
papilläres Karzinom (5-Jahres-Überlebensrate: ca. 90%).
Die ungünstigste Prognose hat das undifferenzierte kleinzellige Karzinom mit nur
sechs Monaten Lebenserwartung.

10.5 Morbus Cushing

Definition

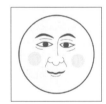

Morbus Cushing ist eine Erkrankung, die durch Überproduktion von
Kortisol in der Nebennierenrinde (NNR) oder durch eine längerfristige
Einnahme von Kortisonpräparaten hervorgerufen wird.
Kortisol ist ein Hormon aus der Gruppe der Glukokortikoide, die einen
Einfluss auf den Kohlehydrat-, Eiweiß- und Fettstoffwechsel haben.
Darüber hinaus wirken die *Glukokortikoide* auch auf das blutbildende System, auf
das Bindegewebe, den Blutdruck, den Magen-Darmtrakt, den Wasserhaushalt
sowie das Nervensystem.
Die *Mineralokortikoide* nehmen Einfluss auf den Mineralhaushalt (z.B. Morbus
Addison).

Ursache

▷ ACTH-Überproduktion im Hypophysenvorderlappen (HVL) führt zu einer vermehrten Ausschüttung von Kortisol in der Nebennierenrinde. z.B. ACTH-produzierender Hypophysentumor oder zu starkes Wachstum der NNR.
▷ NNR-Tumore (gut- oder bösartig)
▷ Störungen des Hypophysen-Hypothalamus-Systems
▷ längerfristige Einnahme von hohen Dosen eines Kortisonpräparates.

Kortison-Präparate werden genommen bei Entzündungen des Magen-Darm-Traktes, zur Unterdrückung des Immunsystems (Immunsuppression) bei Auto-immunerkrankungen oder nach Organtransplantationen. Nach Absetzen der Prä-parate gehen auch die Cushing-Symptome langsam wieder zurück.

Symptome

▷ Mondgesicht
▷ Stammfettsucht
▷ Büffelnacken
▷ Gewichtszunahme
▷ verringerte Muskelmassen
▷ Akne
▷ Impotenz oder Amenorrhoe
▷ gehäuftes Vorkommen von Knochenbrüchen
▷ Störungen im Kohlehydratstoffwechsel
▷ erhöhte Blutzuckerspiegel (Diabetes mellitus)
▷ Tendenzen zu Infektionen.

Diagnose

Hormonspiegelbestimmung.

Therapie

Bei Tumor → Op
Beendigung der Kortisonbehandlung, wenn möglich.
Hormonelle Therapiemöglichkeiten ausschöpfen.

Prognose

Unbehandelt → zum Tode, bei Tumor → Op, bei bösartigem Tumor → unge-wiss.

10.6 Morbus Addison

Vorbemerkung

Die Nebennieren werden in Mark und Rinde eingeteilt, die jeweils unterschiedliche Hormone produzieren.

Das *Nebennierenmark* ist die Bildungsstätte des Adrenalins, des Noradrenalins und des Dopamins. Bei Ausfall des Nebennierenmarks kann das Hormondefizit körpereigen kompensiert werden, bei Ausfall der Nebennierenrinde nicht.

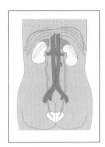

Die *Nebennierenrinde* ist Bildungsstätte für die Mineralokortikoide (z.B. Aldosteron), die Glukokortikoide (z.B. Kortisol) und für Androgen.

Definition

Der Morbus Addison ist gekennzeichnet durch eine primäre Nebennierenrinden-insuffizienz, die neben einem Mangel an Glukokortikoiden auch zu einem Mangel an Mineralokortikoiden (Aldosteron) führt.

Die Nebenniereninsuffizienz wird in drei Formen unterschieden.
▷ Primär: beruht auf einen Ausfall der Hormonproduktion der Nebennierenrinde.
▷ Sekundär: ist bedingt durch einen Ausfall des Hormons ACTH. Dieses Hypophysenhormon regt die Produktion von Kortikoiden in der Nebenniere an.
▷ Tertiär: ist die Folge einer Kortikoidtherapie.

Ursachen

Die primäre NNR-Insuffizienz wird auch als Addison-Krankheit bezeichnet. Sie ist eine seltene Erkrankung mit einer Inzidenz von 1:100 000/Jahr. Meistens manifestiert sie sich zwischen dem 30. und 50. Lebensjahr. Die Ursache ist eine gegen die Zellen der NNR gerichtete Autoimmunreaktion. Bei 30% der Betroffenen liegt eine Tuberkulose zugrunde.

Als weitere Ursachen sind zu nennen:
▷ Zustand nach HIV-Infektion (Aids)
▷ Arteriitis (Entzündung der Arterien)
▷ Tumorkrankheiten mit Tumormetastasen in der NNR
▷ Amyloidose der Nebennierenrinden (NNR)
▷ Hämorrhagien, Infarzierungen in der NNR.

Symptome

In Abhängigkeit von der Geschwindigkeit des Verlaufs und der Höhe des Hormondefizits:

Akut: Addisonkrise

▷ Muskelschmerzen, Gelenkschmerzen
▷ Hypotonie mit einem systolischen Druck unter 100 mmHg
▷ Somnolenz evtl. bis zum Koma.

Weitere Symptome sind oft uncharakteristisch und sehr unterschiedlich. Zu ihnen gehören

▷ Hyperpigmentierung der Haut, vor allem an Hautlinien, Narben und an den Schleimhäuten, z.B. im Mund
▷ Müdigkeit, Schwäche, Leistungsdefizit
▷ Appetitlosigkeit, Übelkeit, Erbrechen
▷ Gewichtabnahme, Dehydration
▷ Ständige Kopfschmerzen.

Diagnose

▷ Bestimmung von Kortisol und ACTH im Plasma
▷ Der ACTH-Kurzzeittest oder der Kortison-Stimulationstest stimuliert die natürliche Freisetzung von Kortisol in der NNR.
▷ Bestimmung von Aldosteron im Plasma oder im 24-Stunden-Urin
▷ Ausschluss eines Hypophysentumors durch CT oder MRT.

Die Auswertung der Testergebnisse zeigt eine Differenzierung in die primäre oder sekundäre NNR-Insuffizienz.

Therapie

▷ Lebenslange Substitution von Glukokortikoiden (Hydrokortison). Wichtig bei der Therapie ist eine genaue Aufklärung der Patienten. Sie sollten wissen, dass ihre Nebennieren dauerhaft geschädigt sind und auch durch Behandlung nicht ausheilen.
▷ Kontinuierliche Kontrolle des Blutdrucks, des Körpergewichts und der Kaliumkonzentration im Blut. Jeder Patient benötigt unbedingt einen Notfallausweis, in dem der Grund für die Substitution mit Kortison verzeichnet ist. Eine Schwangerschaft bei Frauen mit Morbus Addison stellt heute kein Problem mehr dar, aber bei diesen Frauen ist eine engmaschige Kontrolle und Überwachung der Therapie erforderlich.

Prognose

Bei guter Kontrolle und Einstellung mit Medikamenten erreichen die Patienten annähernd die gleiche Lebensqualität wie gesunde Menschen.

10.7 Akromegalie

Definition

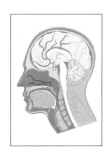

Das STH (somatotrophes Hormon) steuert das physiologische Wachstum. Kommt es nach Abschluss des physiologischen Wachstums zu einer vermehrten chronischen Ausschüttung von STH, so entwickelt sich das Krankheitsbild der Akromegalie. Der Name lautet deshalb so, weil es zu einem Wachstum der Akren kommt: Hände, Finger, Füße, Zehen, Gesicht, Nase, Kinn, Augenbrauen und Jochbeinbogen.

Ursache

Wird *vor* Abschluss des physiologischen Wachstums vermehrt STH ausgeschüttet, kommt es zum *Gigantismus (hyperphysärer Riesenwuchs)*. Dabei bleiben die Körperproportionen erhalten. Erst später kann es zur Akromegalie kommen.
Die verminderte Ausschüttung von STH im Kindesalter, bewirkt den *Minderwuchs (hypophysärer Zwerg)*.

Ursache für die Akromegalie ist meist ein gutartiges Adenom des Hypophysenvorderlappens (HVL), seltener ein bösartiges Adenom.

Symptome

Nach Verschluss der Epiphysenfugen wachsen nur noch Knorpelzonen. Die Folge ist: Fingerringe passen nicht mehr, Schuhe und Hüte werden zu klein, die Nase wächst, Schädel, Hände und Füße werden größer. Gesichtszüge verändern sich.
Der Verlauf ist sehr langsam. Veränderungen an den Gelenkspalten treten auf, deshalb kommt es zu Gelenkbeschwerden. Kopfschmerzen wegen des möglichen Adenoms. Zyklusstörungen bei Frauen. Beim Mann ist die Libido verringert bzw. Impotenz tritt auf. Stoffwechselstörungen in Form des Diabetes mellitus werden festgestellt.

Diagnose

Ausschluss oder Nachweis eines Adenoms durch Ct, Glukosetoleranztest.

Therapie

1. Wahl: operative Entfernung eines Adenoms
2. Wahl: Bestrahlung mit speziellen Methoden
3. Wahl: Dopaminantagonisten, blockieren die Dopaminrezeptoren, dadurch Senkung des STH-Spiegels. Octreocid hemmt die Freisetzung von STH.

10.8 Diabetes insipidus

Definition

Der Mangel an Adiuretin (ADH) führt zu einer unzureichenden Rückresorption des Primärharns aus den Nierentubuli. Die Nieren können den Harn nicht ausreichend konzentrieren. Es kommt zu einem enormen Flüssigkeitsverlust (Polyurie) durch das Ausbleiben der Rückresorption und zu einem gesteigerten Durstgefühl (Polydipsie).

Teilweise werden bis zu 25 Liter/Tag ausgeschieden. Wird dieser Flüssigkeitsverlust nicht ausgeglichen, kommt es zu einer gefährlichen Austrocknung des Körpers.

Ursache

Es wird unterschieden zwischen dem Diabetes insipidus centralis und dem Diabetes insipidus renalis.

Die Ursache für den *Diabetes insipidus centralis* liegt in einem Mangel an ADH bei einer Unterfunktion des Hypophysenhinterlappens. Diese Insuffizienz des HHL kann zustande kommen durch einen Hypophysentumor, nach Operationen an der Hypophyse, durch ein Hirntrauma, nach einer Encephalitis, einer Meningitis oder durch eine Störung im hypophysären-hypothalamischen System.

Der *Diabetes insipidus renalis* tritt auf bei zwar ausreichender ADH-Konzentration aber ungenügender renaler Rückresoption durch Nierenerkrankungen wie Pyelonephritis, Zystennieren oder toxischer Einwirkung. Auch durch Schwangerschaften kann ein Diabetes insipidus entstehen.

In vielen Fällen bleibt die Ursache für einen Diabetes insipidus ungeklärt.

Symptome

Der DI ist durch vermehrten Durst und stark vermehrtes Wasserlassen gekennzeichnet. Charakteristisch ist das übermäßige Trinken selbst in den Nachtstunden. Die Polyurie kann zu urologischen Beschwerden führen, die durch Blasendystonie, Hydroureteren oder Hydronephrosen veruersacht werden.

Durch das nächtliche Wasserlassen kommt es zu Schlafstörungen.

Diagnose

Zunächst muss geklärt werden, ob es sich um einen DI centralis oder einen DI renalis handelt. Diese Unterscheidung ist durch Applikation von ADH leicht zu erreichen.

Bei der *zentralen Form* des DI wird sich nach Gabe von ADH schnell eine höhere Konzentration des Urins erreichen lassen, bei der renalen Form dagegen nicht.

Weiterhin werden über einen längeren Zeitraum die Trink- und Urinmengen gemessen sowie die Natriumkonzentration im Blut bestimmt. Hinzu kommt eine Hypophysendiagnostik durch MRT.

Therapie

Die Therapie richtet sich nach der zugrunde liegenden Ursache.

Diabetes insipidus centralis: Bei einem nachgewiesenen Hypophysentumor erfolgt ein operativer Eingriff oder eine Strahlentherapie. Bei einem zentralen DI nach schweren Schädelhirntraumen im hypophysären Bereich kann zunächst abgewartet werden, ob eine Spontanheilung eintritt. Oft gelingt es, die ADH-Produktion medikamentös anzuregen. Ansonsten erfolgt eine Hormonersatztherapie mit ADH, welches in Form von Nasensprays verabreicht werden kann. Die Dosis muss individuell angepasst werden.

Wichtig ist die gleichzeitige Reduktion der Trinkmenge. Durch zu hohe Flüssigkeitszufuhr kann es, ebenso wie durch zu häufige Anwendung des Medikaments, zu Überwässerungen kommen. Zu Therapiebeginn werden außerdem gelegentlich Kopfschmerzen, Übelkeit und lokale Reaktionen der Nasenschleimhäute beobachtet. Eine Therapie während der Schwangerschaft ist unbedenklich.

Diabetis insipidus renalis: Hier führt eine Hormongabe zu keinem nennenswerten Anstieg der Urinkonzentration, da die Störung hier auf der Nierenebene zu finden ist. In diesem Fall ist eine Behandlung der zugrundeliegenden renalen Ursachen anzustreben sowie durch eine adäquate Flüssigkeitszufuhr die Wasserbilanz auszugleichen.

Prognose

Die Prognose des DI ist im Allgemeinen günstig, jedoch von der auslösenden Grunderkrankung abhängig. Unter einer adäquaten medikamentösen Therapie können die Patienten in der Regel ein ganz normales Leben führen, wobei mindestens einmal im Jahr eine Kontrolluntersuchung durchgeführt werden sollte.

11 Virus-Infektionen

Aus der Vielzahl von Viruserkrankungen werden hier nur drei beson-ders bedeutende herausgegriffen.

11.1 Aids

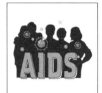

Vorbemerkung

Aids ist ein erstmals im Jahre 1981 beschriebenes Krankheitsbild, das durch eine ausgeprägte Immunschwäche gekennzeichnet ist. Die Erreger dieser Erkrankung sind die HI-Viren.

Aids → Acquired Immune Deficiency Syndrom
HIV → Human Immune Deficiency Virus.

Definition

Die Aids-Erkrankung tritt durch eine Infektion mit dem HI-Virus auf. HI-Viren sind lymphotrope und neurotrope Retroviren, die eine Verminderung der T-Helferzellen bewirken. Retroviren sind Viren mit einem onkogenen Potential. Sie verursachen Leukämien, Lymphome, Sarkome und Autoimmunkrankheiten durch Immunsuppression (Aids!).
Aids verläuft über einen längeren Zeitraum (bis zu 10 Jahren) als eine persistierende, chronische Infektion, die sich durch eine zelluläre Immunschwäche auszeichnet, wodurch es im Verlauf der Erkrankung zu diversen Begleiterkrankungen kommt.

Ursachen

Als infektiöse Übertragungsmöglichkeiten sind bekannt:
▷ Sexualpraktiken (als häufigste Ursache)
▷ Applikation von infizierten Blutprodukten
▷ Übertragung in der Drogenszene (Spritzen)
▷ intrauterine Übertragung auf das Kind bei der Befruchtung, der Nidation oder diaplazentar bei Störung der Plazenta-Blut-Schranke
▷ postnatal durch Stillen.

Die Konzentration von HI-Viren in Tränen, Schweiß und Speichel ist extrem niedrig, so dass diese Substanzen für eine Übertragung nicht in Betracht kommen. Die Furcht vor Insektenstichen, Küssen, Zahnbürsten anderer Personen oder Tröpfcheninfektion ist unbegründet. Auch bei normalen pflegerischen Tätigkeiten besteht keine erhöhte Infektionsgefahr.

Symptome

Die Symptomatik wird nach internationaler Übereinkunft in drei Kategorien eingeteilt:

Kategorie A: Ist die akute HIV-Infektion, die nach einer asymptomatischen Latenzzeit von bis zu sechs Wochen mit grippeähnlicher Symptomatik in Erscheinung tritt. Wichtige Symptome sind Fieber, Glieder- und Muskelschmerzen, Erbrechen, Durchfälle, Hauterscheinungen und Lymphknotenschwellung.

In diesem Stadium kann der HIV-Antikörpertest noch negativ ausfallen. Oft werden HIV-Antikörper erst nach 12 Wochen positiv.

Kategorie B: Hier treten Erscheinungen auf, die auf einen deutlichen Immunitätsverlust hinweisen:
- ▷ Pilzinfektionen im vulvo-vaginalen und ösophagealen Bereich
- ▷ Neuropathien wie Lähmungen und Areflexie
- ▷ Leukoplakien an der Zunge.

Kategorie C: Sie ist gekennzeichnet durch Aids-definierte Erkrankungen:
- ▷ rezidivierende Pneumonien (Pneumocystis-carinii-Pneumonie)
- ▷ Herpes simplex
- ▷ Herpes zoster
- ▷ Aids-Enzephalopathien
- ▷ Tuberkulose
- ▷ malignes Lymphom
- ▷ Kaposi-Sarkom (Hautsarkom)
- ▷ Aspergillus-Mykose der Lunge (chronisch-allergische Bronchopneumonie mit Fieber und bräunlich-eitrigem Auswurf).

Diagnose

- ▷ HIV-Antikörpertest nach 2–3 Wochen positiv
- ▷ ELISA-Testverfahren nach 1–2 Monaten positiv.

Therapie

Die Aids-Erkrankung ist zur Zeit noch nicht heilbar. Mit antiviralen Substanzen kann die Viruskonzentration im Blut lediglich reduziert und der Verlauf etwas verzögert werden.
Die Behandlung der Sekundärerkrankungen ist in jedem Falle sinnvoll.

Prognose

Die Lebenserwartung mit dem Vollbild von Aids beträgt nur wenige Jahre.

11.2 Influenza (Grippe)

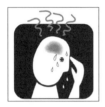

Vorbemerkung

Influenza (Grippe) ist eine endemisch, epidemisch oder sogar pandemisch auftretende Virusinfektion, gehäuft in den Wintermonaten. Menschen aller Altersgruppen können betroffen sein.

Besonders gefährdet sind resistenzgeschwächte und ältere Personen.

Endemisch	örtlich begrenztes Auftreten einer Infektionskrankheit
Epidemisch	örtlich und zeitlich gehäuftes Auftreten einer Infektionskrankheit, z.B. eine Seuche
Pandemisch	sich weit verbreitende, ganze Landstriche oder Länder erfassende Infektionskrankheit (Epidemie großen Ausmaßes), z.B. Asiatische Grippe; Hong-Kong-Grippe.

Definition

Die Grippe ist eine akute endemisch, epidemisch und manchmal auch pandemisch verlaufende Virusinfektion mit einer Vielzahl von Begleiterkrankungen.

Ursache

Die Ansteckung erfolgt vorwiegend durch Tröpfcheninfektion beim Sprechen und Anhusten und durch Kontakt mit infektiösen Personen.

Die Viren gelangen durch die Schleimhäute des Rachens und der Luftwege in den Körper. Sie zerstören die Epithelien der Schleimhäute des Respirationstraktes und schaffen somit Invasionsmöglichkeit für sekundäre Infektionen (Streptokokken, Staphylokokken).

Symptome

Die Grippe beginnt mit hohem Fieber, Schüttelfrost, Kopf- und Gliederschmerzen. Als Begleiterscheinungen treten fast regelmäßig Schnupfen, Rachenentzündung und Bronchitis hinzu.

Das Gefährliche an der Grippe sind die möglichen bakteriellen Begleiterkrankungen oder Folgeerkrankungen wie:

▷ Kreislaufstörungen
▷ Myokarditis
▷ Otitis media
▷ eitrige Sinusitis (Stirnhöhlenvereiterung)
▷ Meningitis, Enzephalitis
▷ Neuritis, Neuralgie
▷ Darmerkrankungen (Darmgrippe)
▷ Pneumonie mit Pleuritis.

Diagnose

Die klinische Symptomatik ist wegweisend. Aber, nicht jede „Grippe" ist eine echte Grippe. Auch übliche Erkältungskrankheiten (grippaler Infekt) können epidemisch auftreten und mit der echten Grippe verwechselt werden. Entscheidend ist im Zweifelsfall die serologische Blutuntersuchung. Der Antikörpernachweis gelingt aber erst nach 10–14 Tagen. Im Blutbild zeigt sich eine Leukopenie.

Der Krankheitsverlauf schwankt wegen der Vielzahl der Begleiterkrankungen zwischen wenigen Tagen bis zu mehreren Wochen.

Therapie

Es gibt bisher noch kein wirksames Medikament gegen den Grippevirus, so dass die Behandlung nur symptomatisch ausgerichtet sein kann.

Als therapeutische Möglichkeiten stehen zur Verfügung:
▷ Antipyretika, Antiphlogistika, Analgetika
▷ bei Sekundärinfektionen Antibiotika
▷ Antiinfluenza-Immunglobulin
▷ stärkende Maßnahmen (Vitamine).

Prognose

Bei unkompliziertem Verlauf günstig.
Prophylaktisch werden Schutzimpfungen besonders für gefährdete Personen empfohlen.

11.3 Herpes zoster (Gürtelrose)

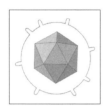

Die häufigsten Herpesinfektionen sind:
▷ Varizellen (Windpocken)
▷ Herpes zoster (Gürtelrose)
▷ Herpes labialis (Fieberbläschen)
▷ Herpes genitalis.

Varizellen und Gürtelrose werden verursacht durch den Varicella-Zoster-Virus (VZV).

Herpes labialis und Herpes genitalis werden verursacht durch Herpes-simplex-Viren

Typ 1 (oraler Typ) und Typ 2 (genitaler Typ).

Definition

Herpes zoster ist eine neurotrope Viruskrankheit, die durch Reaktivierung der in den Spinalganlien persistierenden VZ-Viren entsteht. Die Reaktivierung erfolgt durch Stress oder Resistenzminderung. Hauptsächlich ältere Menschen werden befallen.

Ursache

Persistierende Viren in den Ganglien resultieren aus einer durchgemachten Varizellen-Erkrankung, die Jahre zurückliegen kann (im Kindesalter). Durch Stress oder Resistenzschwächung werden diese Viren reaktiviert, und die Erkrankung bricht aus.

Nach einem Prodromalstadium (Vorläuferstadium) mit Frösteln, Abgeschlagenheit und leichtem Fieber kommt es zunächst zu einem brennenden Schmerz, und nach 4–5 Tagen zu einer Rötung mit Bläschenbildung in bestimmten Hautregionen (Dermatomen), meist einseitig. Betroffen sind jene Dermatome, in deren Bereich die bei der Erstinfektion virusbefallenen sensorischen Ganglien liegen. Meistens ist dies der Fall im Rumpfbereich.

Die Bläschen trocknen nach kurzer Zeit ein. Schmerzen können in der betroffenen Region noch länger bestehen bleiben. Eine schmerzhafte Schwellung der regionäre Lymphknoten ist immer vorhanden.

Je nach Lokalisation des betroffenen Ganglions, kann sich der Herpes zoster auch im Kopfbereich manifestieren.

Diagnose

▷ durch den klinischen Verlauf
▷ serologisch durch den Nachweis von Antikörpern
▷ direkter Nachweis der Viren aus dem Bläscheninhalt.

Therapie

▷ Lokalbehandlung der verkrusteten Bläschen
▷ antiviral, möglichst frühzeitig, Einsatz später als 48 Stunden nach Beginn der
  Erkrankung hat keine Wirkung mehr
▷ passive Impfung mit Immunglobulin innerhalb von < als 72 Stunden.

Prognose

Oft bleiben nach Ausheilung Hyperästhesien oder Neuralgien zurück. Besonders, wenn die Ganglien der Hirnnerven (N. facialis, N. trigeminus) mit reaktivierten Viren besetzt waren.

12 Rheumatische Erkrankungen

Der Begriff „Rheuma" leitet sich aus dem Griechischen ab und bedeutet wörtlich übersetzt „Gliederreißen". Damit ist die Symptomatik dieser Erkrankung zutreffend beschrieben.

Die Rheumatologie ist ein Spezialgebiet der Inneren Medizin und die Ärzte, die sich auf diesem Gebiet spezialisiert haben, werden als Rheumatologen bezeichnet.

Definition

„Rheumatische Erkrankungen" ist ein Sammelbegriff für Erkrankungen am Stütz- und Bindegewebe des Bewegungsapparates. Mitbeteiligung des Bindegewebes innerer Organe wie Herz, Lunge, Leber, Gefäße, Darm und ZNS ist häufig.

Rheuma ist ein Krankheitsgeschehen mit recht vielschichtiger Symptomatik. Schmerz, Deformierungen des Skelettsystems mit Funktionseinschränkungen sowie Beteiligung innerer Organe stehen im Vordergrund.

Eine Einteilung der rheumatischen Symptomenkomplexe ergab sich deshalb zunächst am zweckmäßigsten nach pathologisch-anatomischen, ätiologischen und topografischen Gesichtspunkten:
▷ pathologisch-anatomisch = entzündlich, degenerativ
▷ ätiologisch = infektiös, autoimmun
▷ topografisch = an Bändern, Gelenken, Sehnen, Muskeln, Wirbelsäule und Knochen.

Die internationale Rheumaliga hat eine weitere *internationale Klassifikation* der rheumatischen Erkrankungen festgelegt. Hier wird unterschieden nach:
▷ primären Gelenkerkrankungen
▷ systemischen Erkrankungen des Muskel- und Skelettsystems
▷ Erkrankungen der Wirbelsäule
▷ Erkrankungen der Weichteile
▷ Erkrankungen des Knochens und des Knorpels.

Ursache

Nur für die akuten Gelenkerkrankungen (akute Arthritis) ist die Ursache bekannt. In der Regel sind es Infektionen mit Streptokokken der Gruppe A und Staphylokokken. Bei allen anderen rheumatischen Beschwerden sind lediglich einige ätiologische Faktoren bekannt, wie Autoimmunreaktionen und genetische Dispositionen.

Bei den akuten Gelenkerkrankungen wird unterschieden zwischen der *akuten, infektiösen Arthritis* und der *reaktiven Arthritis*.

Bei der *akuten, infektiösen Arthritis* lassen sich Keime – hämatogen oder lymphogen aus einem Entzündungsherd verschleppt – direkt im entzündeten Gelenk nachweisen. Meist ist nur ein Gelenk befallen.

Bei der *reaktiven Form der Arthritis* treten meist nach Infektionen des Respirationstraktes mit Streptokokken oder nach Infektionen der Harnwegs- und Genitalorgane lokale Entzündungsreize in den Gelenken auf, wohl mehr als Ausdruck einer genetischen Disposition mit Immunitätsverlust. Der Verlauf ist eher gutartig, klingt nach einiger Zeit wieder ab und hinterlässt keine Gelenkdestruktionen.

Eine besondere Verlaufsform der reaktiven Arthritis ist das *Rheumatische Fieber*, bei dem es nach einer pharyngealen Infektion mit hämolysierenden Streptokokken der Gruppe A zu einer fieberhaften Gelenkentzündung kommt, teilweise sogar mit Herzbeteiligung (rheumatische Endokarditis).

Neben den entzündlichen rheumatischen Gelenkerkrankungen gibt es noch eine Vielzahl von degenerativen Erkrankungen der Wirbelsäule und auch der Gelenke, die unter dem Begriff „Verschleiß-Rheumatismus" eingeordnet werden.

Die Ursachen hierfür sind:
▷ Fehlbelastungen
▷ Überlastungen, auch beruflicher Art
▷ Traumafolgen
▷ abgelaufene Entzündungen
▷ Stoffwechselstörungen (z.B. Gicht).

Symptome

Im Hinblick auf die umfangreiche Ätiologie der rheumatischen Erkrankungen ergibt sich auch ein umfangreiches Symptomenspektrum.

Symptomatik der *akuten Form* der Arthritis:
▷ meist auf ein Gelenk beschränkt (Monarthritis)
▷ geschwollenes, erhitztes, schmerzhaftes und gerötetes Gelenk
▷ Funktionseinschränkung
▷ positiver Erregernachweis im Punktat möglich
▷ Gelenkdestruktion bei längerem Verlauf.

Die Symptomatik der *reaktiven Form* der Arthritis und ihr Verlauf sind weniger dramatisch. Die Prognose ist wesentlich günstiger, da die lokalen Entzündungsreize nach einiger Zeit wieder abklingen und in der Regel keine Gelenkveränderungen zurücklassen. Als Ursache wird ein genetisch bedingter Immunitätsverlust angesehen.

Symptomatik der *chronischen Arthritis*:

▷ schubweise Verlaufsform mit vorwiegendem Befall der Hand- und Fingergelenke
▷ Anschwellung der Hand- und Fingergelenke mit Bildung von sog. Rheuma-
knötchen
▷ Allgemeinsymptome wie Abgeschlagenheit und Leistungsknick
▷ Ruheschmerz
▷ leichter Temperaturanstieg
▷ Funktionseinschränkung der Gelenke
▷ Gelenkdeformierungen durch Zerstörung von Gelenkknorpel und Knochen-
struktur
▷ mögliche Beteiligung der Sehnenscheiden
▷ mögliche Beteiligung anderer Organe
▷ Atrophie der Fingermuskulatur.

Diagnose

Wegweisend in der Diagnostik sind die sog. Rheumafaktoren und der Anti-
streptolysin-Titer.
Bei der akuten Arthritis stehen die Entzündungsparameter im Vordergrund wie
BSG, CRP, Blutbild und Elektrophorese.
Im Gelenkpunktat lassen sich die Erreger nachweisen.
Röntgenuntersuchungen geben Aufschluss über Veränderungen der Knochen-
struktur.
CT und MRT werden nur bei speziellen Fragestellungen eingesetzt.

Therapie

Bei der *akuten Arthritis* besteht die Therapie der Wahl in der Gabe von Antibiotika. Zusätzlich werden Antirheumatika, Analgetika und Antiphlogistika verabreicht. Bei stark erhitzten Gelenken kühlende Packungen und Ruhigstellung der
betroffenen Gelenke.
Eine kausale Therapie ist bei der *chronischen Arthritis* nicht möglich. Besonders
wichtig ist die Erkennung und Ausschaltung vorhandener versteckter Infektions-
herde wie z.B. Zahngranulome, Sinusitis, Mittelohrentzündungen aber auch die
Beseitigung chronischer Entzündungsprozesse im urologischen oder genitalen
Bereich.

Prognose

Die Prognose ist dann ungünstig, wenn es bei chronischem Verlauf zu Gelenkdestruktionen kommt, die dann zu erheblichen persistierenden Schmerzzuständen und Bewegungseinschränkungen führen können.

Literatur

Baenkler, H.-W.: Innere Medizin, Thieme, Stuttgart 2001

Braun, J./Dormann, A.: Klinikleitfaden Innere Medizin, 9. Aufl., Urban & Fischer, München 2003,

Büchner, H.: Allgemeine und spezielle Pathologie, 2. Aufl., Urban & Schwarzenberg, München 1956

Classen, M. u.a.: Differentialdiagnose auf einen Blick, Urban & Fischer, München 2002

Classen, M. u.a.: Innere Medizin, 5. Aufl., Urban & Fischer, München 2003

Classen, M. u.a.: Repetitorium Innere Medizin, Urban & Fischer, München 2003

Denning, H.: Lehrbuch der Inneren Medizin, Bd. 1 und 2, 4. Aufl., Thieme, Stuttgart 1957

Göhring, H.: Physiotherapie in der Inneren Medizin, Thieme, Stuttgart 2004

Greten, H.: Innere Medizin, 11. Aufl., Thieme, Stuttgart 2002

Hellmich, B.: Fallbuch Innere Medizin, Thieme, Stuttgart 2003

Herold, G.: Innere Medizin. Eine vorlesungsorientierte Darstellung, Dr. Gerd Herold, Köln 2005

Hüter-Becker u.a.: Physiotherapie, Bd. 10, Innere Medizin, Thieme, Stuttgart 1997

Netter, F.H.: Netters Innere Medizin, Thieme, Stuttgart 2000

Renz-Polster, H./Krautzig, St./Braun, J.: Basislehrbuch Innere Medizin, 3. Aufl., Urban & Fischer, München 2004

Schettler, G./Greten, H.: Innere Medizin, 9. Aufl., Thieme, Stuttgart 1998

Schoppmeyer, M.A./Polte, M.: Innere Medizin, Dermatologie, Urban & Fischer, München 1998

Sachverzeichnis

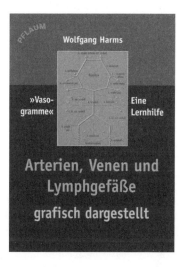

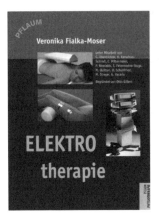

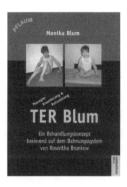
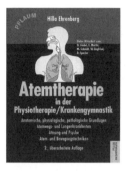
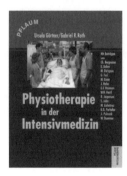
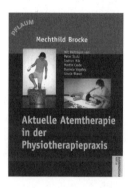

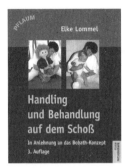
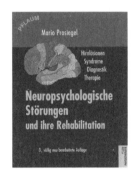
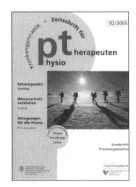